自律神経は引き算で整える

原田賢
Ken Harada
元気になる整体院　代表

Discover

はじめに

テレビや新聞、インターネットなどを見ていて、自律神経について書かれているものを目にする機会が増えてきました。

「自律神経を整えるためには、こんなことをしたほうがいい」
「こんなものを食べると効果がある」
「こういう運動をしましょう」
「こんな器具を使うといいですよ」……

世の中には情報があふれ返っています。そのなかには、デタラメで根拠のないこともあれば、科学的根拠に基づいた知識もあります。まさに玉石混交といえるでしょう。

なかにはもちろん、役に立つ情報もあるかもしれません。しかし、そうした情報をあれもこれも試しているうちに、なんだか疲れてきてしまうことはありませんか？

私に言わせれば、そのように「あれもこれもやろう」と〝足し算〟をしていくことは、自律神経が乱れている人にとってあまり良いことではありません。

本書では、自律神経を整えるために必要な「生活習慣の〝引き算〟」に注目してお話ししていきます。

自律神経にとって良い生活習慣は、実は意外にもシンプルなものなのです。

自律神経を乱す余計な生活習慣を減らすという発想が大事です。そのことを、本書を通じて知っていただきたいと思います。

また、自律神経症状は、誰かが治すものではなく、自分で克服するものです。当たり前のことを当たり前にできることが大切であり、言い訳をせず習慣になるまで強い意志を持ってやり通すことが、大変重要となります。何々だけをやればよいというような都合の良い話もありません。

手軽に、気軽に、努力をせずに治したいという方には、向いていないかもしれません。克服するための努力をして治したいと思う方には、参考になると思います。

本書は、以前の著書『忙しいビジネスパーソンのための自律神経整え方

ＢＯＯＫ』の応用編的な要素もあるため、基本的なところは、同書も併せてお読みいただければ、どちらの内容も理解度が深まると思います。

『忙しいビジネスパーソンのための自律神経整え方ＢＯＯＫ』の内容も、最近では、いろいろな本やインターネットの記事に真似をされて書かれることも増えてきました。また整体院についても、自律神経専門と名乗るところも、全国で真似をされて、ずいぶんと増えてきています。

真似をされるということは、当院の改善方法が、それだけ影響があるということだと思っています。本書の内容を真似てやってみるということが、みなさんのお役に立てることと信じています。

本書に書かれていることを、頑張っていただいて、ぜひ自律神経症状を克服し、元気に楽しく生活できるようにしましょう。

自律神経は引き算で整える　目次

part 1

自律神経の基礎知識

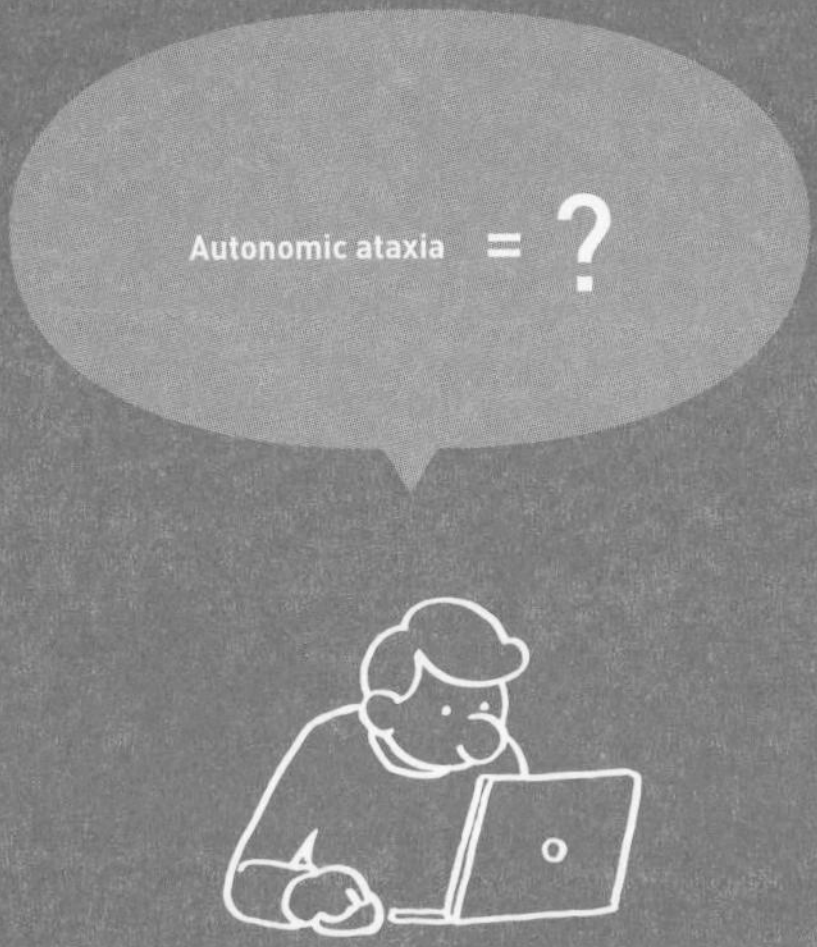
Autonomic ataxia = ?

こんな生活をしていませんか？
自律神経を乱す生活パターン

START!

8:00
起床　シャワーを浴びてすっきり

8:30
満員電車に揺られながら通勤

▼電車のストレスに1時間以上耐えると、交感神経が活発に。

9:30
出社　まずはブラックコーヒーで目を覚まして、仕事開始

▼カフェインは脳を覚醒させ、交感神経を高めるもの。不調のときには控えましょう。

12:00
エネルギー補給のために、スタミナがつきそうなラーメンを完食！

▼ラーメンのスープまで完食すると、塩分の摂りすぎになり内臓にダメージを与えます。塩分とGI値の低い食事を意識しましょう。

14:00
食後は眠くなるから、エナジードリンク片手に休憩

▼エナジードリンクは、カフェインの摂りすぎになり、交感神経が高まりすぎ、場合によっては死に至ります。カフェインを含まない飲み物を摂るようにしましょう。

16:00

資料にミスがあったと上司に怒られた……。
怒られたことが頭から離れない

▼いつまでもひきずることはストレスになるので、楽しいことを考えましょう。

20:00

資料修正終了！
4時間デスクに向かって集中できた！

▼4時間もデスクに連続して座り続けると、筋肉は緊張し固まってしまいます。最低でも1時間に1回は、休憩を入れましょう。

20:30

一緒に残業していた同僚と、
お酒を飲みに行くことに

▼飲み終えてから寝るまでに2時間以上空けることができないと睡眠の質が悪くなります。遅い時間には、お酒を飲まず、食事だけにしておきましょう。

22:30

遅くなってしまったため、
帰りの電車で首を垂れて寝てしまった

▼首が垂れた状態で寝てしまうと、首の骨の歪みを招きます。首を垂れて寝ないように気をつけましょう。

23:30

帰宅　今日も疲れたから、
録画していたテレビをソファで
長時間見てしまった

▼ソファで悪い姿勢を長時間続けると、腰や首の骨が歪みます。また、深夜までテレビを見ていることにより、睡眠時間が短くなると、交感神経が高まりやすくなります。柔らかいソファをやめたり、深夜までテレビを見ないようにしましょう。

25:00

そろそろベッドに入ろう。ＳＮＳを
チェックしながら今日も寝落ち……ＺＺＺ

▼寝る前にスマホを使用すると脳が覚醒し、眠れなくなる原因となります。寝る前の1時間は、スマホの使用をやめましょう。

自律神経失調症とは…

交感神経と副交感神経のバランスが乱れていること

自律神経とは、体内活動に必要不可欠な器官の活動を、意思と関係なく自動的に調整している神経のことです。そして、自律神経失調症とは、この機能が乱れて体にさまざまな不調をきたしている状態を指します。

交感神経には心と体を緊張させて興奮状態に導く役割が、そして副交感神経には興奮を鎮めてリラックス状態に導く役割があります。この2つに優劣はなく、双方がバランスよく機能している状態が望ましいとされています。

交感神経（動く神経）		副交感神経（休む神経）
緊張	←全身→	リラックス
不眠	←睡眠→	快眠
収縮	←血管→	拡張
痛みや症状	←→	回復（治癒力）

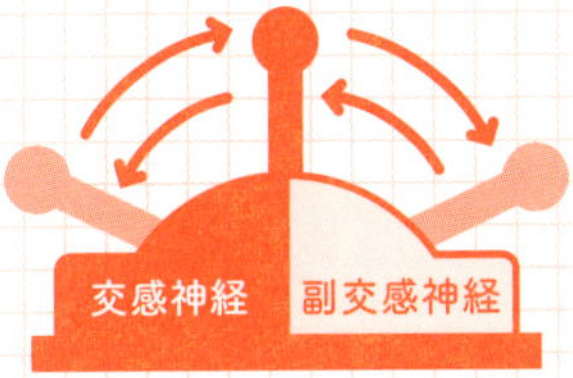

双方がバランスよく
機能している状態が望ましい

このバランスが崩れると…

▼
▼
▼

自律神経失調症に！

放っておくとこわい！

自律神経の乱れ

病院に行きたい！　何科に行けばいいの？

まずは悩んでいる症状に合わせて、内科や消化器科に足を運ぶ方が多くいらっしゃいます。しかし自律神経症状の多くは、病院での検査では異常がなく、原因不明とされ、心療内科を勧められます。心療内科では薬を処方してもらえますが、薬を飲んでも症状が改善されない場合には、薬の量が増えていく傾向があります。

また、抗不安薬や抗うつ薬は、依存症や離脱症状を起こしたり、副作用によって自律神経症状がつくり出されたりすることもあるので注意が必要です。抗不安薬などの睡眠導入剤などは、飲み続けると段々と効かなくなる方も多く、薬をやめることができなくなってしまう方もいます。

放置しておくとどうなるの？

自律神経症状が悪化すると、パニック症状やうつ病になりやすくなります。

パニック症状とは？

パニック症状とは、動悸や息苦しさ、過呼吸などの症状が発生することです。満員電車や高速道路の渋滞、歯医者や美容院での施術など、逃げられない環境や閉塞的な環境で起こりやすい症状です。

うつ病とは？

抑うつ症状が2週間以上続き、気分の落ち込みや自己否定、頭のモヤモヤ、何をしても楽しくない、自殺衝動などの状態が発生することです。

こんなあなたは
自律神経の乱れに注意！

生活習慣編

甘いものやカフェイン、
タバコ、お酒などの
嗜好品ばかり
摂取している

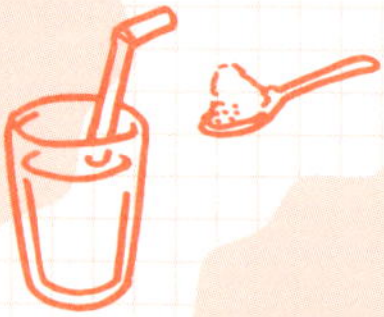

運動不足

睡眠不足の生活が
慢性化している

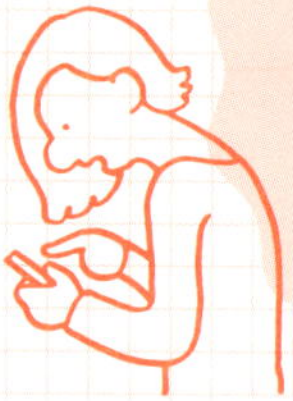

スマホやパソコンの
使用頻度が高く、
使用時間も長い

考え方編

完璧主義で
〜すべき、
〜しなければならない
という考え方が強い

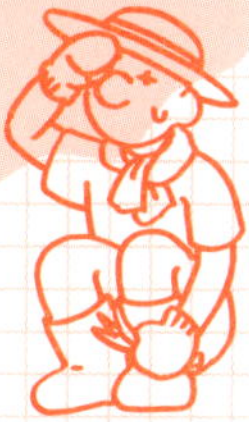

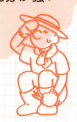

物事の悪い方に
ばかり視点が
向いてしまう

他人の顔色ばかり
伺ってしまう

自分を犠牲に
してまで仕事を
してしまう

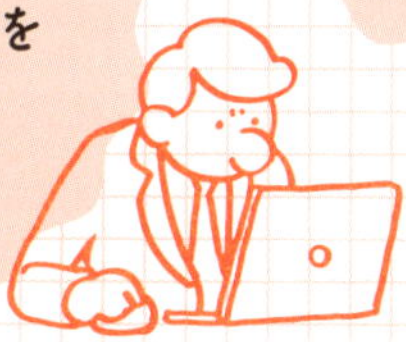

このような生活習慣や考え方は
体の緊張を生み出し、自律神経が
乱れやすくなるため、注意が必要です。

part2

生活習慣を「引き算」して自律神経を整えよう

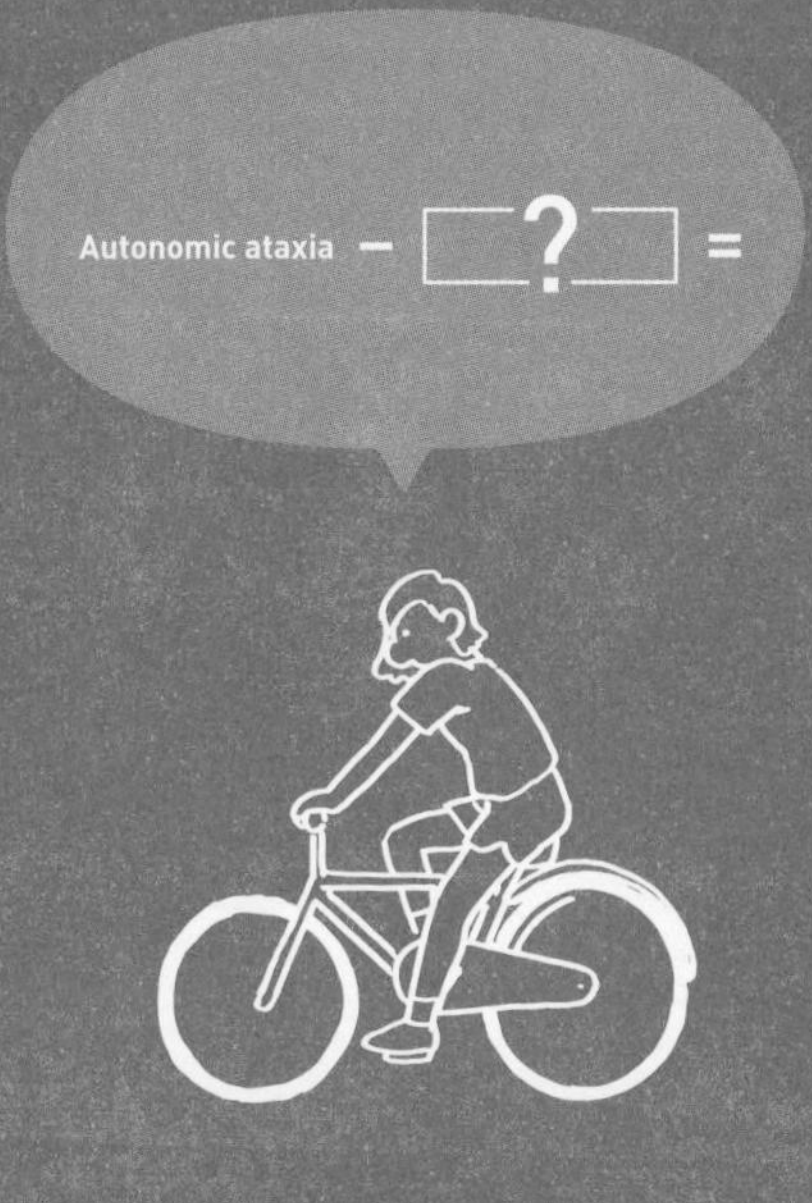
Autonomic ataxia − ? =

第１章

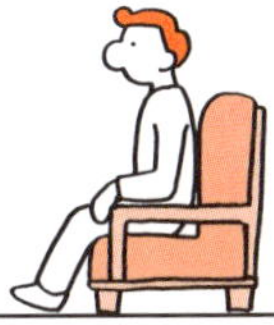

姿勢の習慣

に関する引き算

Postural Habits − [?] =

自律神経と姿勢の関係

自律神経を整えるにあたって、非常に重要なのが「姿勢」です。みなさんは日頃、自分がどんな姿勢で立ったり、座ったり、歩いたりしているか、どれだけ意識しているでしょうか。
現代人の体調不良のとりわけ大きな原因として、「猫背」が挙げられます。

人間の体を横から見てみましょう。
正しい姿勢をしているとき、椎骨（背骨）はS字のようなカーブを描いています。一方、猫背のとき、背骨はC字のようなカーブを描いています。

正しい姿勢をとり、背骨がS字を描いているときは、頭の重さを首・背中・腰の骨と筋肉全体で負担し、分散するようになっています。一方、猫背で、背骨がC字を描いているときは、頭の重さを全体で受け止めることができず、強く曲がっている部分の骨と筋肉に負担が集中する状態になっています。

強く負担がかかっている部分の筋肉は、負担がかかり続けると、どんどん硬くなっていき、椎骨を歪ませてしまいます。椎骨が歪むと神経が圧迫されるなどの現象が起き、体の各器官がうまく動かなくなるという特徴があります。それによって自律神経の症状が生み出されることが多いのです。

この筋肉が硬くなるという問題は、首・背中・腰だけの問題ではありません。筋肉は、一定時間同じ姿勢を続けると硬くなるという特徴があり、これは腕や脚の筋肉でも起こり得ることです。筋肉が硬くなれば、当然その部位の動きは悪くなります。みなさんが感じている筋肉のコリやハリは、筋肉が硬くなっている状態のことなのです。

筋肉の硬さは交感神経を活発にし、自律神経の乱れにつながることが多いので、注意が必要です。

図 1-1

コリやハリは交感神経を活発にする

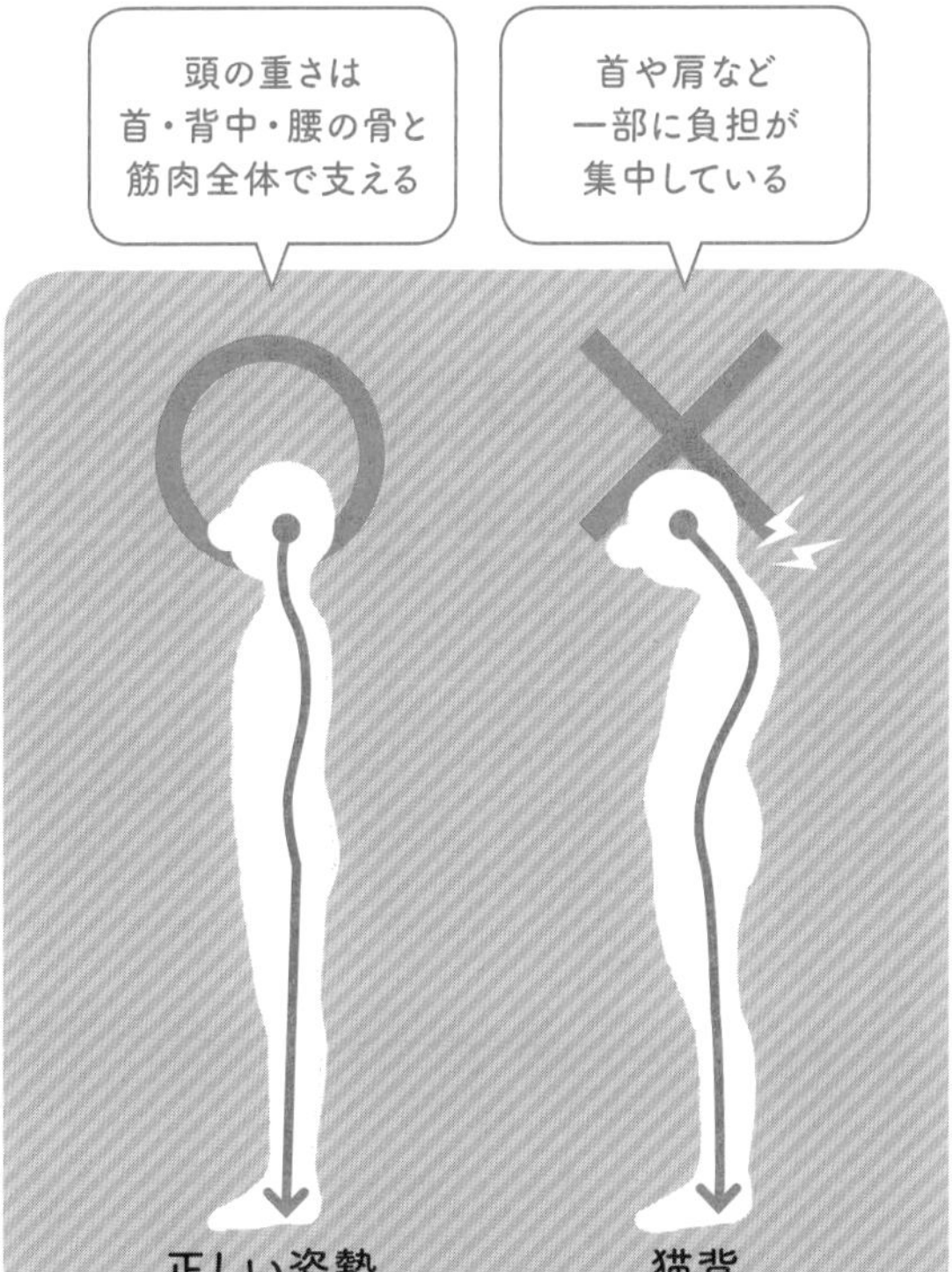

同じ姿勢で長時間すごすのはやめよう!
特に猫背は要注意

姿勢の習慣に関する引き算

no.1

パソコンを使用する時間を引き算する

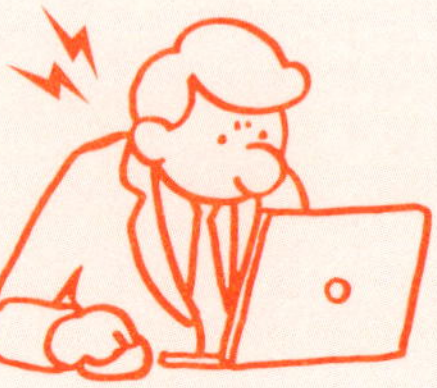

Postural Habits − □?□ =

なぜ私たちは猫背という悪い姿勢をとってしまうのでしょうか？　それには、仕事などで長時間パソコンに向かっていることが大きく影響しています。

みなさんはパソコンを使用しているとき、つい作業に夢中になって、画面を食い入るように見つめているということはありませんか？　もしくは、椅子の背もたれに寄りかかって、腕を伸ばした状態でキーボードを打ったりしてはいませんか？　その姿勢が、猫背という悪い習慣につながっているのです。

みなさんの一日の多くを占めるパソコン作業の時間から、猫背でいる姿勢の時間を引き算することが、自律神経の整えにつながります。猫背はクセになります。いったんクセになると、それを改善するのはなかなか難しいものです。猫背を改善するためには、正しい姿勢を意識することが必要です。

また、パソコンの画面を一日中見ていると、目にも筋肉がありますから、目の疲労も強くなります。目は脳と直結している器官のため、目の疲労は脳の疲労でもあり、脳の疲労は目の疲労でもあります。脳が疲労を感じているときは、交感神経が非常に活発に働いている状態が続いたときでもあります。それは、脳が緊張し続けてしまった結果なのです。

パソコンで作業をする際、マウスを使っている方も多いでしょう。常に片手でマウスを握り続けて、さらには、その握るという動作そのものに力が入っている方もいます。筋肉は同じ姿勢を続けると硬くなるという特徴があるため、そうしていると、腕の筋肉も硬くなるのです。そして腕の筋肉が硬くなると、肩こりが発生します。

日々整体の仕事をしていてよく思うのは、肩こりを自覚している方は多い一方で、腕の筋肉が硬くなっていることに気がついている方は非常に少ないということです。マウスの長時間使用も肩こりなどを発生させますから、マウスの使用時

図 1-2

猫背につながる姿勢でパソコンを使っていませんか

背もたれに寄りかかる

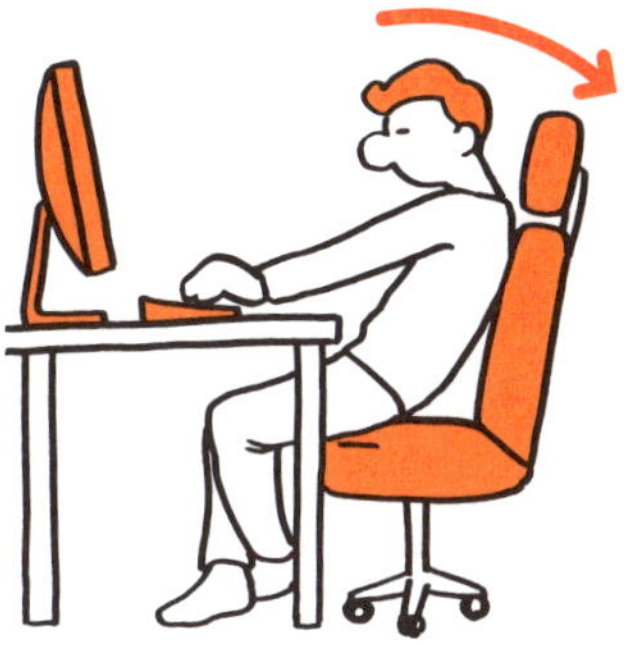

画面を食い入るように見つめる

▼
▼
▼

猫背につながって自律神経を乱してしまう

正しい姿勢を意識して、自律神経を整えよう

間を引き算することも大切です。

仕事で一日中パソコンを使用している方は、正しい姿勢を意識しないと猫背になり、目も疲労し、腕の筋肉も硬くなるという、とんでもない筋肉の負担をつくりだしているのです。

そのため、なるべくパソコンの使用時間を短くする工夫が必要となります。仕事でパソコンの使用時間を短くできない方は、30分や1時間に1回でいいので、休憩を入れて、席から少し立ったり、歩いたり、体操したりすることで、筋肉を少し動かしてあげましょう。リラックスする時間を増やし、副交感神経が働く時間を増やすことが、自律神経を整えるための近道となります。

今までの生活からパソコンの使用時間を少しでも引き算する工夫をして、体を労わり、自律神経を整えてあげましょう。

図 1-3

筋肉は、同じ姿勢を続けると硬くなってしまう

片手でマウスを握り続ける

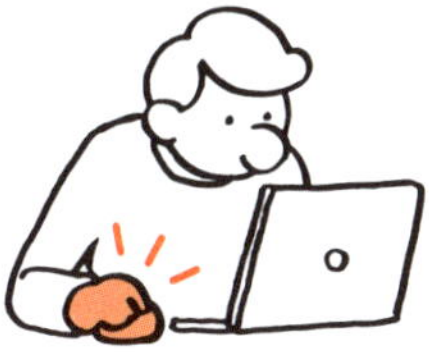

▼

腕の筋肉が硬くなる

▼

肩こりが発生する

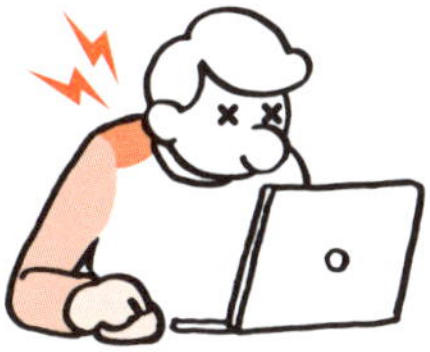

30分〜1時間に1回は休憩をとって筋肉を動かそう

姿勢の習慣に関する引き算

no.2

スマホを使用する時間

を引き算する

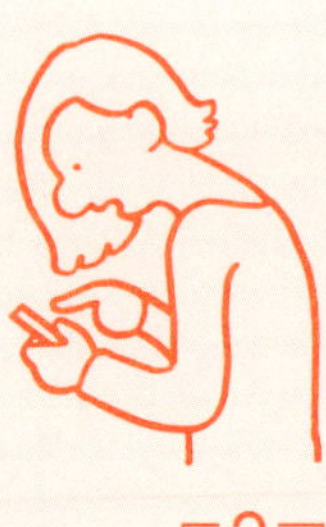

Postural Habits − [?] =

パソコンだけでなく、スマホの使用もみなさんの体に負担をかけます。

スマホを見るときには頭ごと下を向く（首を垂れる状態）ので、パソコン使用時と同様、猫背になります。パソコンよりもスマホを使用しているときのほうが、さらに下を向く角度は大きくなっています。下を向く角度が大きいほど、首の筋肉に負担をかけます。

この問題を解決するには、猫背にならないよう背筋を伸ばした状態で、目線だけを画面に向けることです。目線を下に向けるだけでも、少し首が垂れた状態にはなりますが、猫背のときと比較すると、首が下を向いている角度は格段に小さくなります。首が下を向いている角度が大きいほど、頭の重さが首の筋肉にかかってきます。首が下を向いている角度を小さくし、首にかかる頭の重さを少なくすること。ここでも、引き算することが重要となるのです。

また、スマホを握って操作をしているだけでも、手のひらの筋肉や腕の筋肉に負担をかけます。前述したように、筋肉は同じ姿勢を続けると硬くなるという特徴があるため、スマホを長時間使用し握り続けていれば、手のひらと腕の筋肉は、どんどんこり続けていきます。

電車で移動しているときなど、特別な用事がないのにもかかわらず、なんとなくスマホを見続けている……よく見かける光景ですね。そうやって暇つぶしにスマホを使用している方は要注意です。

夜に布団に入ってから、寝る前にあお向けの状態でスマホを見ている方もいるかもしれません。これは、手のひらの筋肉だけではなく、腕の筋肉も硬くし、首や胸の筋肉にも負担をかける行為です。筋肉の緊張は、交感神経の働きを高めます。体のいろいろな筋肉がこり固まっていたら、リラックスできずに、緊張し続けているのと同じになってしまいます。

スマホを見るという行為そのものがクセになっていると、自律神経を乱す原因

図 1-4

スマホ依存は首の筋肉にも負担をかける

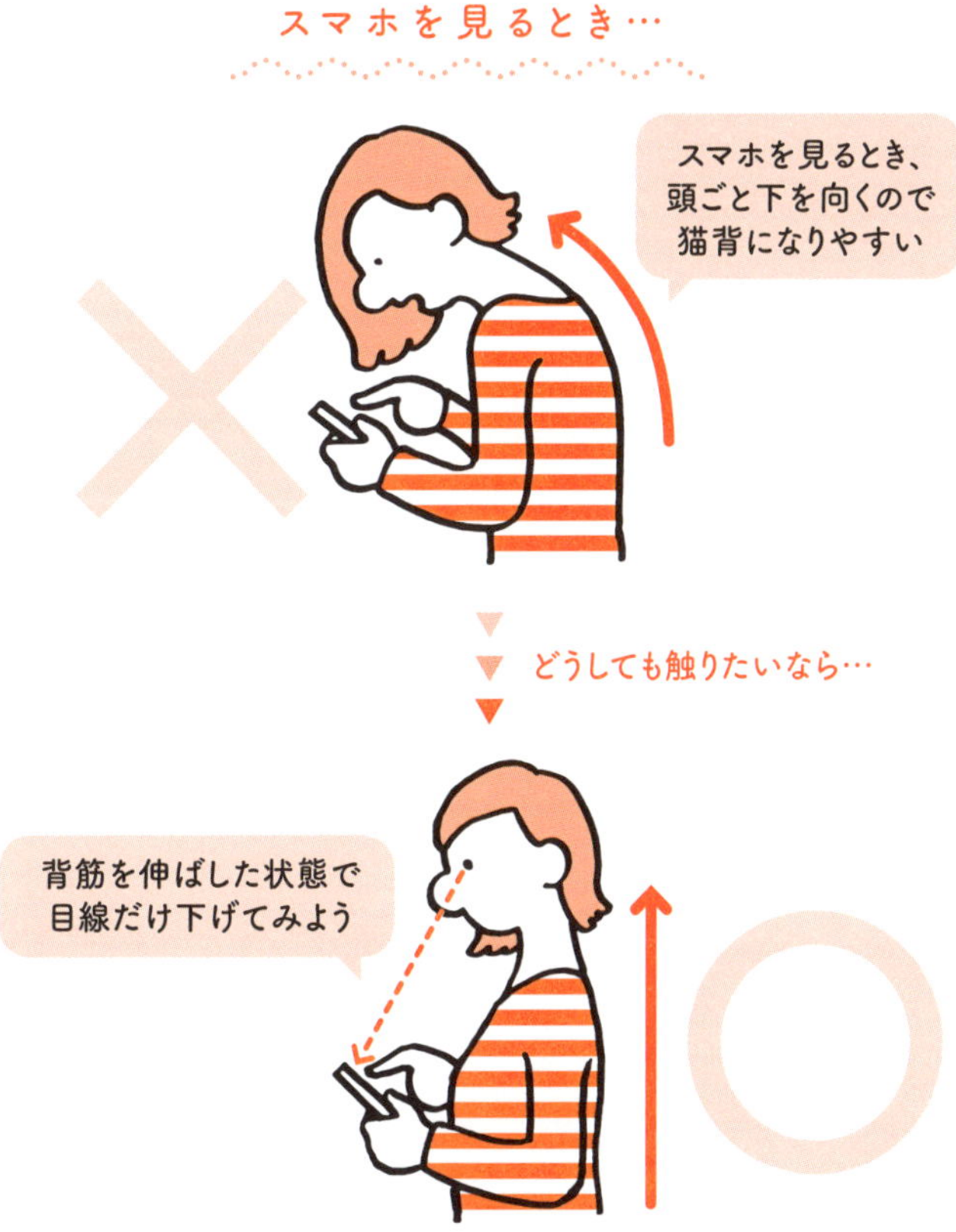
スマホを見るとき…
スマホを見るとき、頭ごと下を向くので猫背になりやすい
どうしても触りたいなら…
背筋を伸ばした状態で目線だけ下げてみよう

スマホを使用するとき、猫背にならないようにしよう

になります。何気なくやっているのだとしても、それはとても良くないことだと覚えておいてください。

一日の生活の時間からスマホを使用する時間を「引き算」してみましょう。必要のないときには意識してスマホを取り出さないようにする。暇つぶしのときも、スマホを眺めずに、ぼーっとリラックスしてみる。そうすれば、副交感神経が働きやすくなるのです。暇つぶしのときまで緊張していたら、体にとって損だと思いませんか？　せめて暇つぶしのときくらい体をリラックスさせて、自律神経を整えていきましょう。

図 1-5

あお向けでのスマホ使用も、いろいろな筋肉に負担をかける

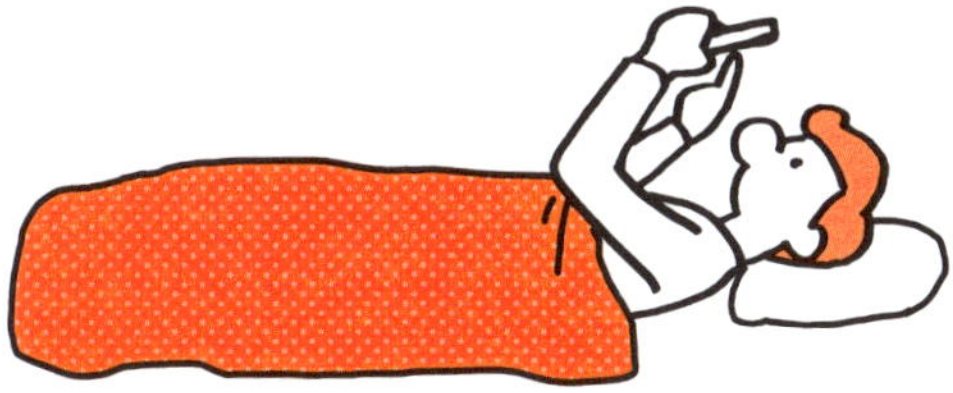

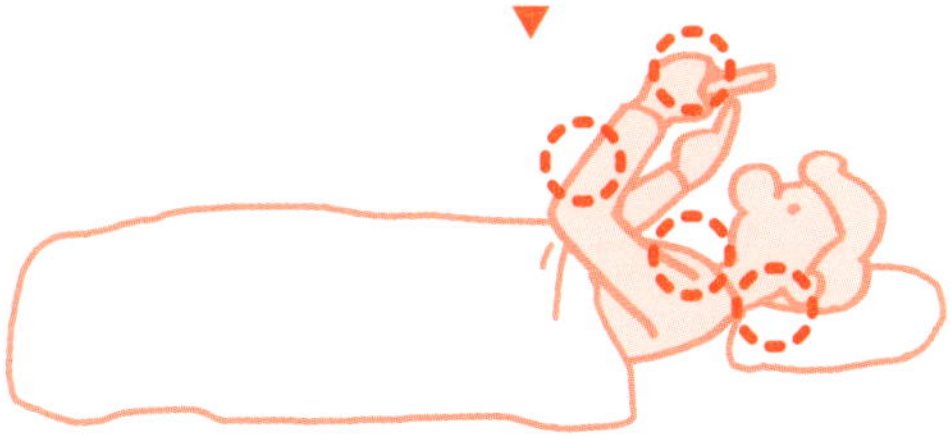

手のひらや腕の筋肉が硬くなり、
首や胸の筋肉にも負担をかける

筋肉の緊張
=
交感神経の働きUP

必要のないときはスマホを眺めるのを止め、ぼーっとリラックスしよう

姿勢の習慣に関する引き算

no.3

ソファに座る時間

を引き算する

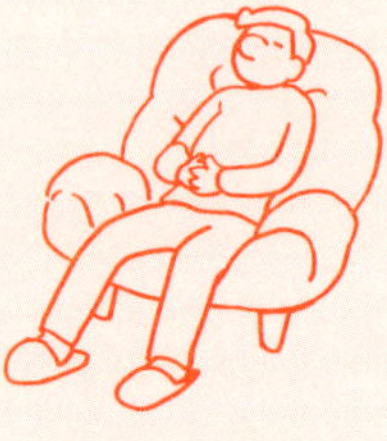

Postural Habits − [?] =

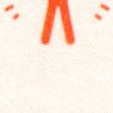

体が沈み込むような柔らかいソファが良いソファだと思っていませんか？　背もたれに寄りかかったときに、お尻が沈み、ふんぞり返るような姿勢になっている……そんなソファは、実は体にとって非常に良くないのです。

試しに、そうしたソファに座り、ふんぞり返った姿勢のままで、ももと腰が直角になるまで体を起こしてみてください。どうでしょう。首が下を向いているこ とに気づくはずです。

ふんぞり返った姿勢で座ってテレビなどを見ていると、みなさんの上半身は、実は猫背で下を向いているのと同じ姿勢になっているのです。

では、正しい姿勢の観点から見て良いソファとは、いったいどのようなソファなのでしょうか？　それは、①座面も背もたれも柔らかすぎない（どちらかというと、かなり硬めがいい）、②座面と背もたれの角度が、90度に近い。この2点を満たしているのが良いソファです。

体が沈み込むことがなく、ふんぞり返った姿勢になりづらいソファなら、猫背にならずに背骨への負担が少なくなります。

私の整体師としての経験上、ソファに長時間座っていることが多い方は、体の不調も多く、比例する傾向があります。

ソファは、ゆったりと座れてリラックスできる感じがしますが、筋肉が緊張しやすいため、長時間の使用は体に負担をかけます。ソファはラクなものという認識があるかもしれませんが、ソファに長時間座っていることが、自律神経の乱れにつながっていたり、症状を生み出したりする原因になっていると考えたら、どうでしょうか。ソファに座るときも姿勢に気をつけ、できるだけ腰の曲がる角度が直角になるように意識して座ってください。

心当たりのある方は、家でくつろいでいる時間から、良くないソファに座っている時間を「引き算」してみましょう。体の不調に困っていたら、試してみる価値はあります。

図 1-6

柔らかいソファは猫背と同じ姿勢をつくる

猫背にならないソファの条件

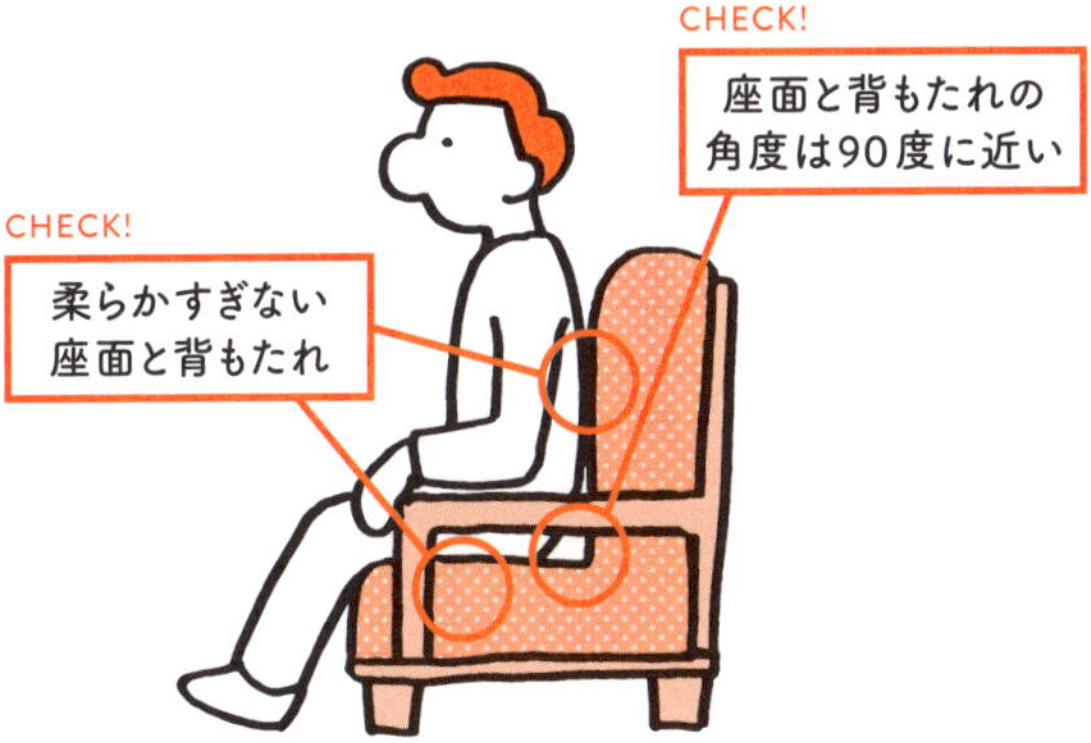
CHECK!
座面と背もたれの
角度は90度に近い
CHECK!
柔らかすぎない
座面と背もたれ

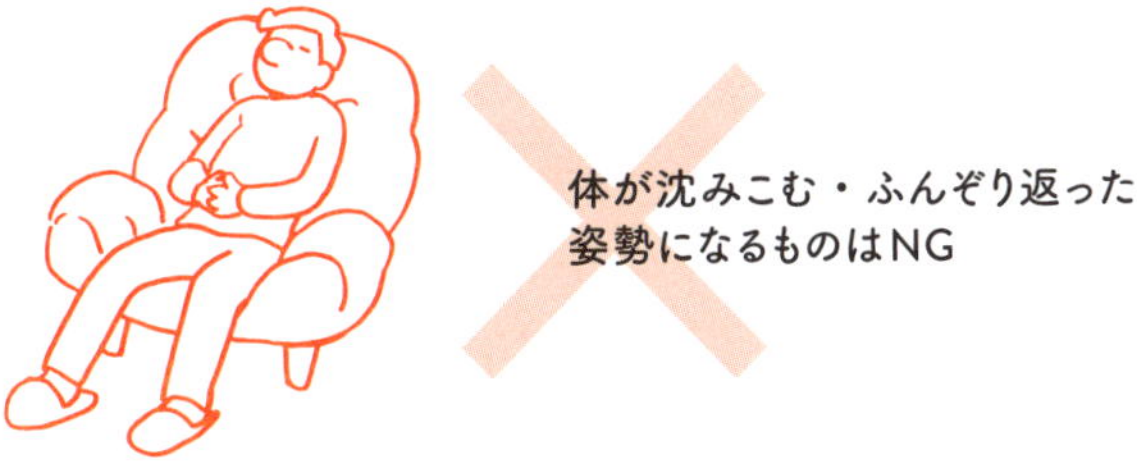
体が沈みこむ・ふんぞり返った
姿勢になるものはNG

腰の曲がる角度が
90度になるよう意識しよう

姿勢の習慣に関する引き算

no.4

移動

を引き算する

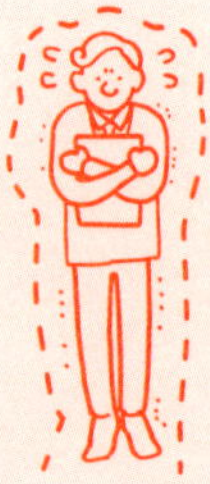

Postural Habits − [?] =

通勤時間が長くなるとストレスが増えるという調査結果がいろいろなところから出ています。みなさんご自身の実体験でも、満員電車に長い時間乗るとストレスがかかると感じている方も多いのではないでしょうか。

私もサラリーマン時代は片道2時間、往復で4時間も通勤に時間をかけていて、仕事と通勤以外に自分の自由な時間を持つことができず、非常に強いストレスを感じていました。また、長時間乗っている電車での身動きができない状況も体に負担をかけていたのでしょう。さらに、毎日電車の座席に腰かけ、首を垂れて寝ていたことが、首の筋肉を硬くし、首の骨を歪ませることにつながっていたというのも、当時の私はまったく知りませんでした。

具体的に見ていきましょう。乗り物で移動する際、同じ姿勢を続けなければならないことは、体に大きなストレスとなります。同じ姿勢を続けることは筋肉に負担がかかり、緊張し続けることにつながります。電車、車、飛行機と、みな長時間椅子に座って同じ姿勢をとります。その間中、筋肉は緊張していることになります。出張などで長距離移動をおこなう際には、ただ長く移動するというだけでも、疲れやすくなってしまうのです。

他人との距離が近すぎることもストレスを生み出します。人は、自分の体の周囲にパーソナルスペースというものを持っていて、そのスペースに他人が侵入してくると不快に感じます（パーソナルスペースの距離は人によって異なる）。たとえば満員電車などでは、他人と体がピッタリくっつき、距離がゼロという状態です。こうした環境でストレスが発生するのは当たり前です。満員電車で感じるイライラは、パーソナルスペースを侵されることによるイライラが大きな原因となっているのです。

通勤距離を短くする、出張の機会を減らすなど、疲れているときには、一日の行動予定から移動時間を減らすことをやってみましょう。自律神経を整えるのに、それがとても有効となることがあります。また長距離移動するときは、途中で体を動かすなどの工夫をするのもいいでしょう。

また就活や転職の際の会社選びで、自宅からの通勤距離も考慮に入れたり、なるべく混雑乗車率が低い沿線に住んだりするのも、自律神経を整えるにあたってはおすすめです。さらにいえば、これからの時代、在宅勤務ができるように日本の社会全体が変わることも必要なことではないでしょうか。

このようにして移動時間が「引き算」できれば、生産性も高くなりますし、ストレスを減らすこともできるでしょう。

姿勢の習慣に関する引き算

no.5

呼吸の回数

を引き算する

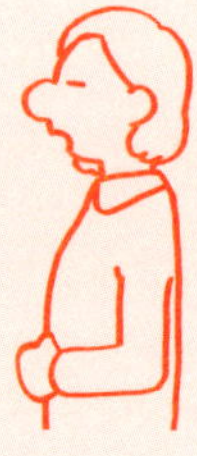

自律神経が乱れていると、交感神経が活発に働いている状態になりますから、その場合、ほとんどの人が、呼吸が浅く小さくなっています。

生命維持にかかわる体内の働きで、自分の意志ではコントロールすることができない動きをコントロールしているのが自律神経ですが、そのなかで唯一、自分の意志でコントロールできるのが呼吸です。

緊張していると呼吸は浅く早くなり、リラックスしていると深く大きくなります。私たちは普段、無意識で呼吸していますが、せっかく自分でコントロールできるのですから、ぜひ意識的に深く大きい呼吸をして、副交感神経を活発に働かせましょう。

深く大きい呼吸を続けることで、いま自分はリラックスしているのだと脳が勘違いを起こし、副交感神経を働かさなければと、副交感神経のスイッチを入れてくれるのです。

この脳の勘違いを上手に使って、体をリラックスさせられれば、いつでもどこでも、自分の意志で副交感神経のスイッチを入れることができます。

「深呼吸が良いなんて誰でも知っているよ」という方もいるかもしれませんが、その方にお聞きしたいのは、「本当にきちんと深呼吸をしてリラックスできていますか？」ということです。どういうことかと言いますと、自律神経にとって良い深呼吸とは腹式呼吸ではなく、胸式呼吸なのです。

「数回やればいいだろう」とおっしゃる方、それも間違っています。3～5分続けてください。2～3回やったところで、「今はリラックスするときだ」と脳が勘違いしてくれません。しばらく続けることで、脳は「リラックスするときだ。副交感神経のスイッチを入れよう」と思ってくれるのです。

理想的には、普段から意識しなくても深く大きい呼吸をすることです。そうすれば、常にリラックスできる状態を自分でつくることができるようになっているということになります。

また、後ほど詳しく説明いたしますが、不眠症など睡眠の質が良くない方は、寝床に入ってからも、意識して深呼吸を続けてください。リラックスして副交感神経のスイッチが入ったまま眠りに入ることで、寝ている間も副交感神経がしっかりと働いている状態をつくることができるのです。

胸式での深く大きな呼吸は、脳脊髄液の流れを良くし、体全体の神経の働きを高めます。それは頭蓋骨の開閉運動をつくりだすことにつながり、脳内から仙骨まで流れる脳脊髄液の流れを良くします。

呼吸の回数を「引き算」して、深く大きい呼吸をゆっくりとすることが、自律神経を整える秘訣でもあります。常に意識して深呼吸することを生活に取り入れて、リラックスして生きましょう。

図
1-7

呼吸は自分の意志でコントロール可能

リラックスしているとき・・・・深く大きい呼吸

緊張しているとき・・・・・・・浅く早い呼吸

深呼吸

▼▼▼

今はリラックスしているとき

と脳を勘違いさせる

▼▼▼

副交感神経の
スイッチをオン

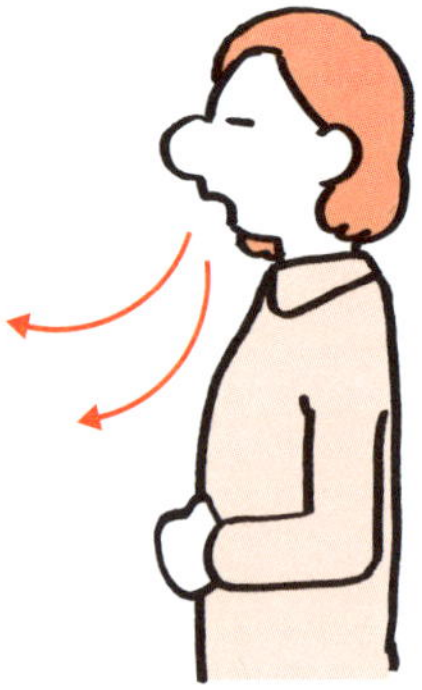

深呼吸を3～5分続けることで、
副交感神経のスイッチを入れよう

姿勢の習慣に関する引き算

no.6

姿勢を整える道具

を引き算する

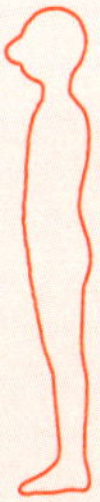

Postural Habits − ？ = 

当院にお越しになられている方に姿勢についてアドバイスをしていると、「背筋を強制的に伸ばす道具を使ったほうが良いですか？」と聞かれることがあります。結論から言うと、答えは「ノー」です。正しい姿勢をとり続けるには、自分で意識して「正しい姿勢をつくる」必要があります。

正しい姿勢をつくるには、お腹と背中をくっつけるイメージでお腹をへこますと良いのですが、このお腹をへこますときに、腹筋の力を使います。腹筋の力が弱っている方は、正しい姿勢をとること自体が苦しく感じたり、維持できなかったりします。無理やりにでも正しい姿勢を意識してとり続けることで腹筋の力も養われ、より正しい姿勢をとりやすくなっていくのです。

何かの道具に頼っていては、正しい姿勢を維持するための筋肉が養われなくなってしまいます。

他にもたとえば、骨盤を整えるために椅子の上に置いて使用するシートなども売られているようですが、考えてみてください。そのシートは、あなたの骨盤に合わせてつくられたものですか？　骨盤の形状は皆同じではありません。骨格も、千人いたら千通りあります。骨盤に良いという噂を聞いて使用してみたら、自分には合わなかったということはいくらでもあります。

骨盤の幅の広い人が、シートの形状が合わないために無理矢理骨盤を矯正されて、幅を狭められたとしたら、どうでしょうか。骨盤にも関節があります。その関節の動きなども悪くなってしまうでしょう。このように、自分に合っていない道具を使用することで、せっかく正しい姿勢をとるために買ったのに、正しい姿勢がとれなくなってしまうということもあるのです。

「正しい姿勢をつくる」という強い意志を持ってやり続けることが、なんの道具にも頼らず、いつでもどこでも自分の力で正しい姿勢をとることにつながっていきます。姿勢が悪い人が正しい姿勢に変えようとしても、今までのクセがついているうちは、なかなかうまくいかないこともあると思います。それでも負けずにやり続けることが、自律神経の症状を克服することにつながるのです。

世の中に健康器具は他にもいろいろ存在していますが、あれも使ってみた、これも試してみたというように「足し算」していくのをやめて、自力で姿勢を良くする、自力で鍛える、自力で筋肉を緩めることを考えましょう。そうして「引き算」をして自分で姿勢を整えていくことが、自律神経を整えるためにはとても重要なことなのです。

安易に道具に頼ることで、かえって体を悪くしないようにしましょう。

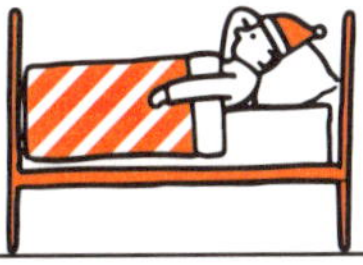

第2章

睡眠の習慣
に関する引き算

Sleep Habits − [?] =

自律神経と睡眠の関係

みなさんは朝すっきりと起きられていますか？

眠りが浅く、「寝ても寝ても疲れがとれない」なんてことはありませんか？

自律神経を整えるためには、「質の良い睡眠」も大切な要素になります。

睡眠の質が良くないと、交感神経の働きが活発になり、自律神経が乱れます。睡眠不足などでしっかり休めないと、筋肉をリラックスさせることができず、緊張状態になります。筋肉が緊張状態になれば、肩こりや腰痛なども発生しやすくなります。また、肩や首の筋肉が緊張しすぎることによって、緊張型頭痛やめまいなども発生しやすくなってしまいます。

また、睡眠の質が低下しているときには、副交感神経の働きも低下して、内臓の不調も招きます。

入眠困難や中途覚醒、眠りが浅いなどの症状がある方は、回復力や治癒力も落ちていて、体の疲労がとれない状態を招くことになります。体が回復せず緊張が続き、交感神経が活発になると、自律神経が乱れているときの症状があらわれます。するとさらに不眠の症状が強くなり、その結果また他の症状も強くなっていくという、悪循環に陥るケースがたくさんあります。

副交感神経の働きを良くして、睡眠の質を上げることができれば、体の回復力や治癒力も高まり、体が元気になる好循環をつくりだすことができるのです。

また、みなさんも経験があると思いますが、睡眠の質が悪いと、脳の働きまで悪くなり、スッキリしないとか、考えがまとまらないとか、頭の回転が悪くなることもあります。脳の働きが悪いと、感情のコントロールもうまくできなくなることが知られています。

そのため、自律神経を整えるためには、睡眠の質を高める必要があるのです。

図 2-1

睡眠の質が悪いと、さまざまな症状を引き起こす

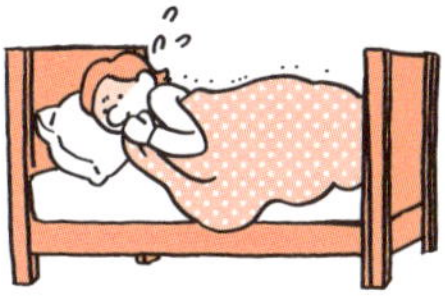

質の悪い睡眠

↓

副交換神経の働きが低下し、
交感神経が活発に

↓　↓

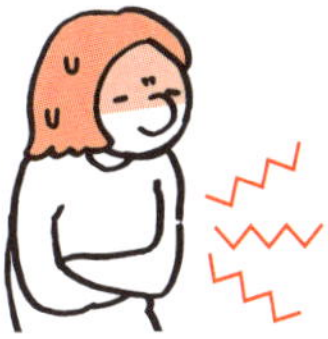

内臓の不調を招く

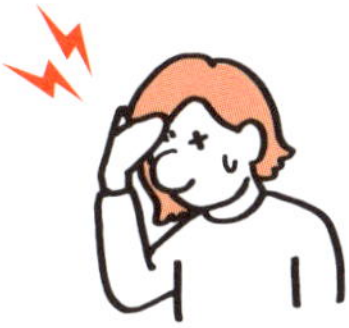

肩こりや腰痛、
さらには頭痛やめまいが
発生しやすくなる

睡眠の質を高めて
体が元気になる好循環をつくろう

睡眠の習慣に関する引き算

no.1

枕を引き算する

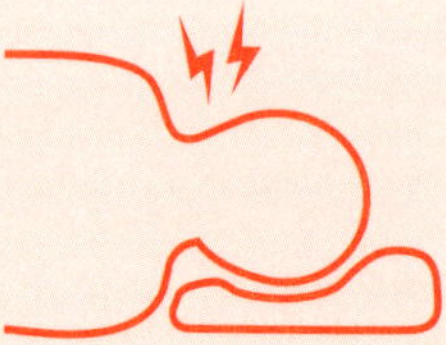

Sleep Habits

当院にお越しになっている方でも「枕が合わなくてよく眠れない」「朝起きると首や肩が痛い」と訴える方がたくさんいらっしゃいます。どのような枕が良い枕かということを、みなさんご存じないようです。睡眠の質を高め、朝起きたときの首や肩の痛みをなくすために、枕の選び方について説明いたします。

オーダーメイドの枕が良いと思って、1個数万円の枕を購入されている方もいらっしゃると思います。また、枕は高さがあるほうが良いと勘違いされている方も多く見受けられます。いろいろな枕を試しても合うものが見つからないという話もよく聞きます。では、自分に合った枕の高さはどのような基準で選ぶと良いのでしょうか?

ひとつ目の基準は「正しい姿勢を保てる高さ」です。まず、正しい姿勢で直立してください。正しい姿勢とは、お腹と背中をくっつけるイメージで、お腹をへこまし、肩の力を抜き、目線を水平にすることです。その状態で、壁を背にして立ってみてください。このとき、かかとは壁につけましょう。正しい姿勢で直立すると、耳たぶとかかとを一直線で結ぶことができます。後頭部は無理して壁につける必要はありません。おおよその方は、かかととお尻と肩甲骨あたりが壁につき、腰と首あたりは壁との間に隙間ができます。そのときにできる、首や頭と壁との距離が、正しい枕の高さになります。

このように、寝たときに正しい姿勢を保つためには、本来隙間が必要になりますね。寝たときにも直立と同じように正しい姿勢を保つことができれば、背骨（頸椎・胸椎・腰椎）が本来の正しい状態になるため、背骨にも筋肉にも負担が少なくなります。

後頭部と壁や床との隙間は、それほど広くありません。これが高い枕が良いわけではない理由です。まずは、枕の高さを「引き算」しましょう。

2つ目の基準は「寝返りを簡単にうつことができる高さ」です。寝返りは、自然な整体とも言われています。寝返りをうつことは、体の歪みを整えたり、筋肉の疲労をとったりする効果があります。そのため、寝返りをうたないと、歪みもとれないし、筋肉も動かないので、寝ているはずなのに疲労することになってしまうのです。寝返りがうちやすいものが良いということは、オーダーメイドの枕に多い真ん中がへこんでいる枕は、良くない枕と言えるでしょう。

自分に合った枕は、バスタオルを使うと選びやすくなります。バスタオルを使用すると、幅や奥行きを自分の好きなようにアレンジができます。バスタオルを互い違いに折っていくと、厚みを少しずつ積み重ねることになるので、段階的な高さの調節が可能なのです。そのバスタオルを折り重ねた枕の上に寝てみましょう。まずは、仰向け（上向き）で寝てみて、違和感がない高さを探してください。それから、左右に寝返りをコロコロとうってみてください。横を向いたときに、首がガクンと折れてしまうと低すぎるかもしれません。一番寝返りがうちやすい高さを探して、調節してみてください。仰向けでも違和感がなく、さらに寝返りがうちやすい高さが、ちょうど良い高さとなります。

またオーダーメイドの枕を購入した方のなかには「計測してもらったのに全然合わない」という方がいらっしゃいますが、それは計測したときの寝床と、家で寝ているときの寝床の硬さが違うからです。せっかく高い金額を出してオーダーメイドしたのに自分に合わないという、ちぐはぐな状態となってしまうのです。

自分に合っていれば、高価な枕ではなく、安いバスタオルや枕でも十分です。価格の高い枕が良い枕という先入観をなくして、思い切って枕の価格を「引き算」してみましょう。

図 2-2

自分に合った高さの枕を選ぼう

1 正しい姿勢を保てる高さに

CHECK!

- お腹をへこます
- 肩の力を抜く
- 目線を水平にする
- かかとを壁につける
- 耳たぶとかかとが一直線になるイメージ

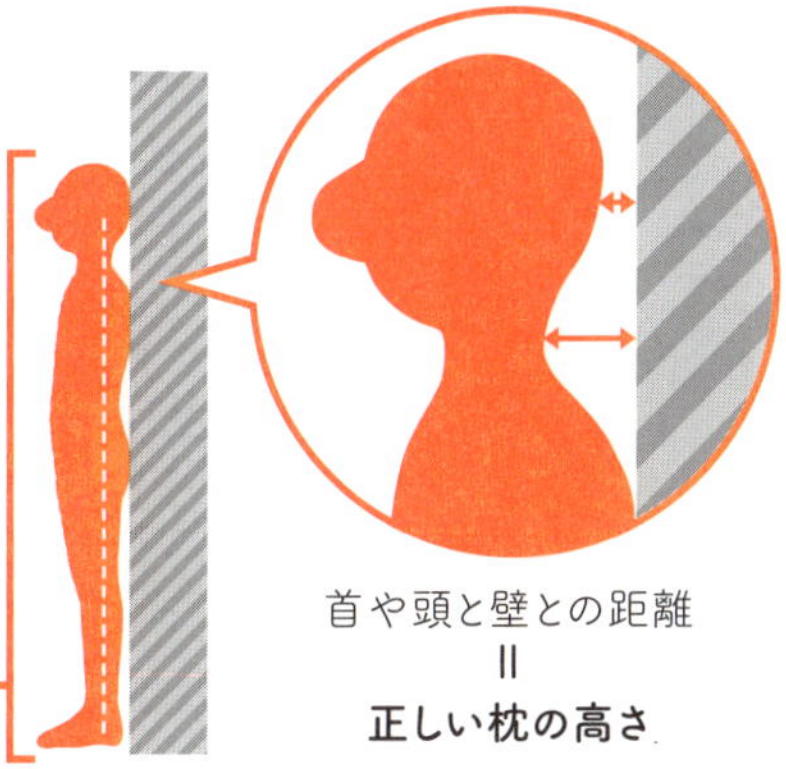

首や頭と壁との距離
＝
正しい枕の高さ

2 寝返りを簡単にうつことができる高さに

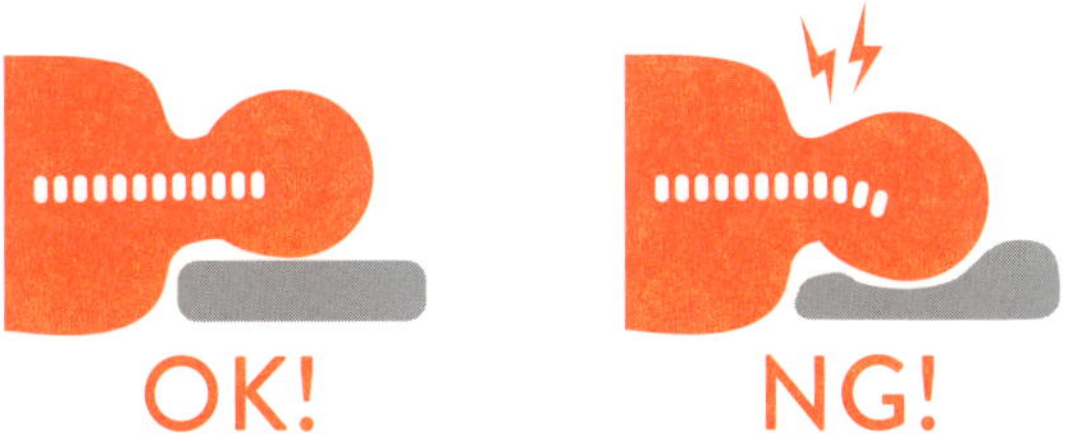

バスタオルを使って、
自分に違和感がない高さを探そう

睡眠の習慣に関する引き算

no.2

就寝前の光

を引き算する

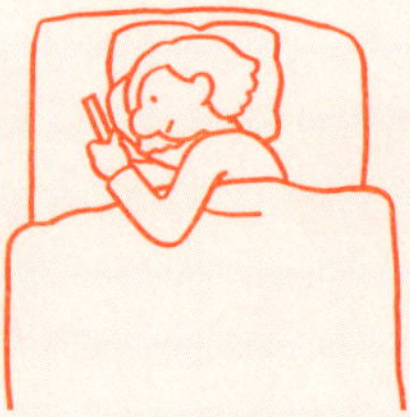

Sleep Habits − [?] =

不眠症のなかでも、一番辛い症状として多く挙がるのが、入眠困難です。では、入眠しやすくするためには、どうすれば良いのでしょうか？

入眠がうまくできない方は、寝る前の過ごし方が良くないことがほとんどです。入眠困難を招く最もよくないことのひとつは、寝る前にスマートフォンを見ることです。スマートフォンの使用中は、バックライトのＬＥＤからブルーライトという青い光が出ています。この光には、脳を覚醒させてしまう効果があります。さらにブルーライトは目そのものを疲労させる面もあります。スマートフォンを使用していると、目が至近距離でブルーライトを受けてしまうため、より強い影響を受けてしまいます。

睡眠をとるときには、副交感神経の働きを高めたほうが、眠りの質が良くなります。ブルーライトによって脳を覚醒させるということは、脳が緊張状態になることと同じです。緊張状態は、交感神経の働きを活発にするため、寝る前にスマートフォンを使用していることは、自分自身で脳を緊張させ、交感神経の働きを高めてしまっていることになるのです。寝る1～2時間前には、スマートフォンの使用を「引き算」しましょう。

「眠れなくて困っています」と言いながら、寝る前にスマートフォンの使用をやめずにいれば、眠れなくて当たり前です。「ついつい」などという言い訳が自律神経の乱れを生み出す原因なのです。

副交感神経の働きを促すためには、オレンジの光を使用した部屋にいることがおすすめです。オレンジの光を浴びるとメラトニンという睡眠促進ホルモンが分泌されるため、副交感神経の働きが高まり、リラックスしやすくなります。オレンジ色の間接照明や、調光できる蛍光灯を使用して、なるべく明るすぎないオレンジ色の光のなかで生活すると良いでしょう。

図 2-3

ブルーライトは脳を覚醒させてしまう

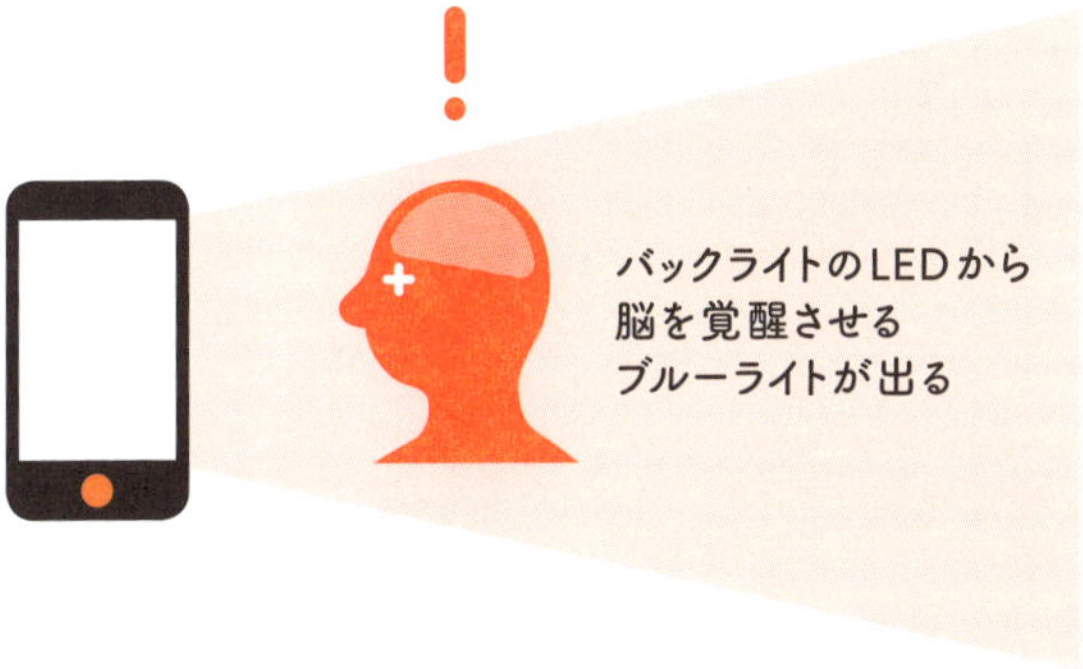

バックライトのLEDから
脳を覚醒させる
ブルーライトが出る

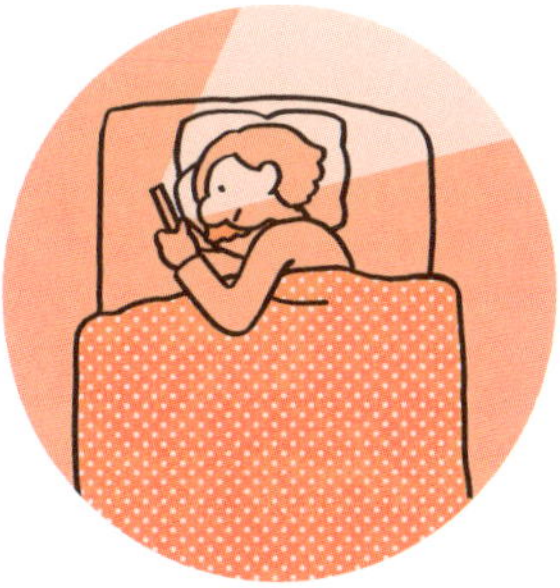

夜にスマートフォンを
使用すると…

▼
▼
▼

自分自身で脳を緊張させ
交感神経の働きを高めてしまう

スマホの使用中は
至近距離でブルーライトを
受けるので影響が大きい

寝る1～2時間前には
スマホ使用を「引き算」しよう

みなさんもご存じのように、文明が発達していない時代は、現代の都会のように夜になっても光があふれていることはありませんでした。人間は昔から夕日を見たり、夜に焚き火のオレンジの光を見たりすることによって、脳に「もう寝る時間だ」と認識させていたのです。明るすぎる街灯や、スマートフォンという光を発する機械などが、むしろ不自然なのです。ブルーライトを「引き算」し、オレンジ色の光で過ごすことが入眠をしやすくする秘訣なのです。

図 2-4

オレンジの光を浴びると 副交感神経の働きがUP

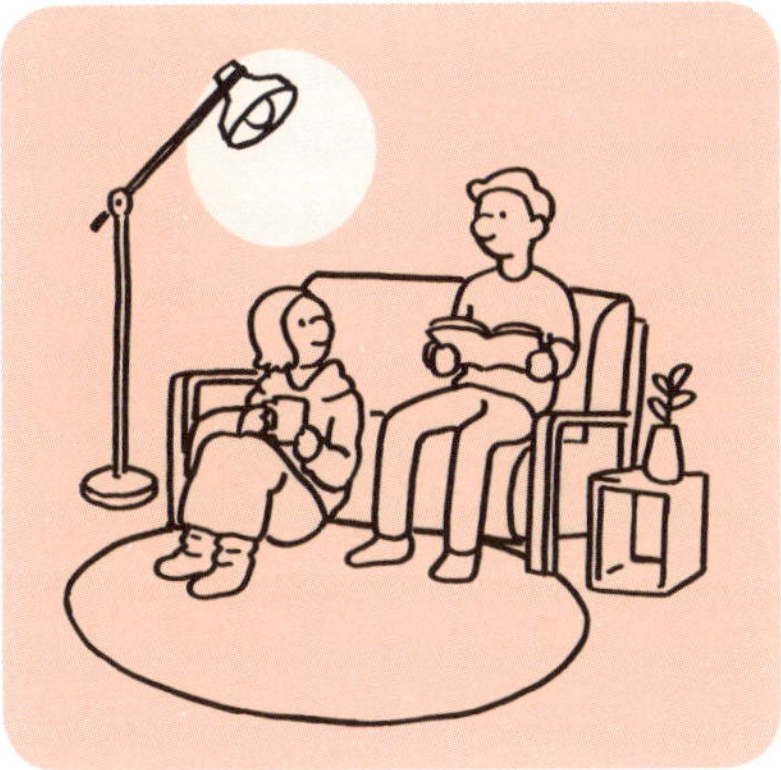

オレンジの光を浴びると…

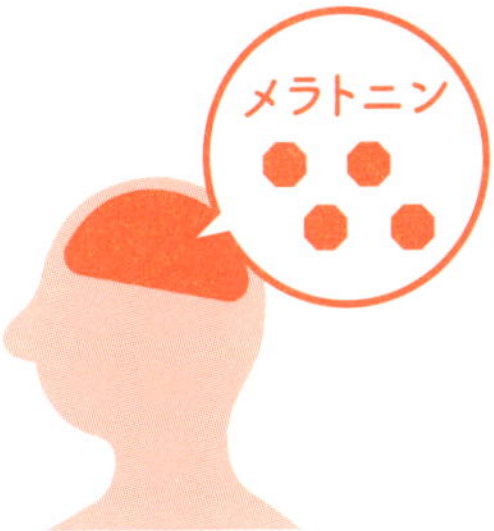

= 睡眠促進ホルモン
が分泌!

オレンジ色の間接照明や調光できる蛍光灯の部屋で過ごそう

睡眠の習慣に関する引き算

no.3

体内時計を引き算する

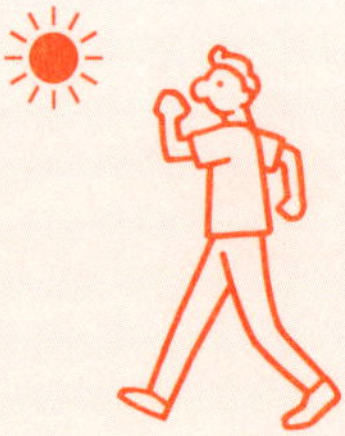

Sleep Habits − ? =

自律神経を整えるためには、不眠症と呼ばれる入眠困難・中途覚醒・早朝覚醒・眠りが浅いなどの症状を取り除いて、しっかりと体を休息させる必要があります。睡眠の質を良くするために、体内時計が乱れないようにして、毎日しっかりと眠れることが理想的です。では、体内時計を整えるためには、どうすれば良いのでしょうか？

体内時計（サーカディアンリズム）は、24時間11分が1サイクルとなります。でも私たちの世界の時計は、24時間00分が1サイクルですね。この2つの時計には、11分のズレがあります。不規則な生活を送っていたりすると、この11分のズレを修正することができずに、毎日どんどんズレていき、日増しにズレが大きくなっていきます。

たとえば、毎日午前2時に就寝する人がいるとします。この人はとにかく眠ることが好きで、毎日9時に目覚まし時計をかけているのに、目覚まし時計を止めたあとさらに二度寝をして、起きるのが10時や11時になっているとします。遅い時間に寝て、遅い時間に起きる生活をしていると、11分のズレが段々積み重なり、5日後には、55分のズレになっていきます。

すると午前2時に寝ようとしても、体内時計はまだ午前1時05分と認識していることになります。なかなか眠ることができず、やっと眠れたときには、午前2時55分になっているのです。体内時計の11分のズレを放っておくと、さらに深夜にならないと眠れないという現象を引き起こしてしまうのです。

これでは、本来人間が眠って休息する時間に、きちんと休むことができなくなってしまいます。では、このズレが出ないようにするには、どうすれば良いのでしょうか？

おすすめは、朝日を浴びることです。

朝6時から8時30分くらいの朝日のなかに、体内時計をリセットする光の物質が含まれていると言われています。毎日10分くらいでも朝日を浴びると、体内時計をリセットすることができるのです。できれば、朝から外に出て、朝日を浴びながらウォーキングすると効果が増大します。朝日を浴びることもウォーキングすることも、どちらもセロトニンの分泌を促す効果があるからです。セロトニンは、副交感神経の働きを活性化しやすくするホルモンです。分泌されたセロトニンは、午後以降メラトニンに変化し、睡眠を促進してくれます。

もし外に出られないのなら、部屋の窓際などで朝日を浴びるだけでも良いです。また、曇り空でも体内時計をリセットするための光量は十分といわれているので、晴れた日でなくても朝日を浴びるようにしましょう。

また、起床時間は毎日朝日を浴びることができる時間に揃えましょう。夜も入眠しやすくなります。休みの日の寝だめは1時間までとするのも、体内時計を乱さないための秘訣です。

睡眠の質を良くするために、朝日を浴びて、体内時計の余分な11分を「引き算」していきましょう。

図 2-5

朝日は体内時計をリセットする

AM6:00～8:30くらいの
朝日の中に、体内時計を
リセットする光の物質が！

CHECK!
曇り空でも光量は十分！

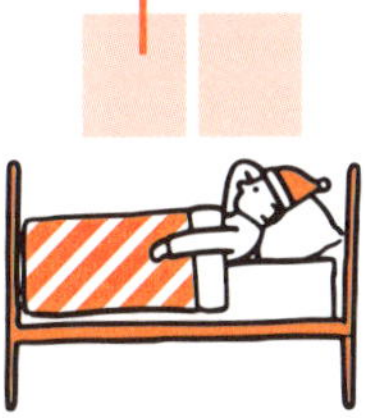

朝日＋ウォーキングで効果が増大！

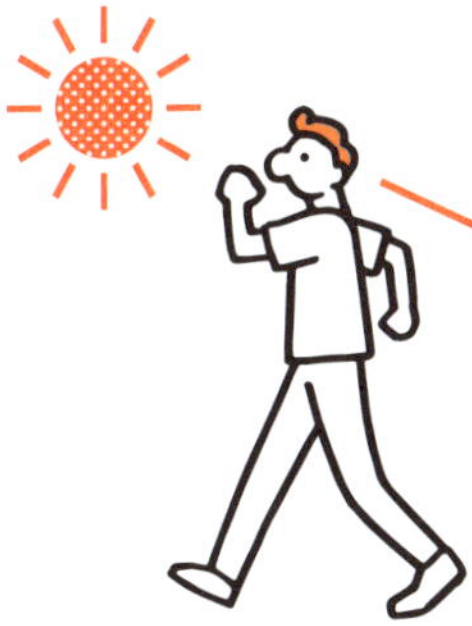

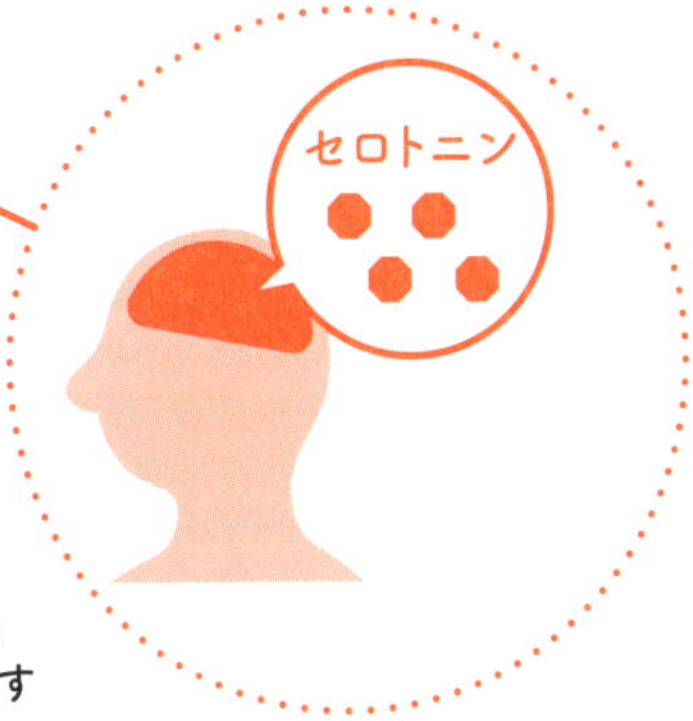

朝日もウォーキングも
セロトニンの分泌を促す

**毎日10分朝日を浴びて、
体内時計を整えよう**

睡眠の習慣に関する引き算

no.4

呼吸の回数

を引き算する

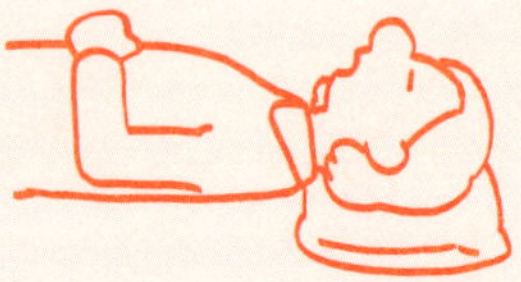

Sleep Habits

第1章では、姿勢や筋肉の観点から呼吸回数の「引き算」を説明いたしました。ここでは、睡眠をとりやすくするための、呼吸回数の「引き算」について、説明いたします。

呼吸は自律神経がコントロールしているもののなかで、唯一自分の意志でコントロールできるものです。せっかくなので、呼吸を自分でコントロールして、自律神経もコントロールしてしまいましょう。

温泉やお風呂の湯船に浸かると、「フゥーッ」と大きく息を吐くことがありませんか？　これは、湯船に入ると気持ちが良いため、リラックスして副交感神経が働き、無意識に大きな呼吸になったということです。逆を返せば、自分で大きな呼吸をすれば、副交感神経を働かせることができるのです。深く大きい呼吸が続いていると、脳は「リラックスするときだ、副交感神経のスイッチを入れよう」と考えてくれます。それにより、副交感神経のスイッチが入って、体はリラックスしてくれるのです。

このことを上手に応用して、寝るときに副交感神経のスイッチが入るように、自分でコントロールしていきましょう。深く大きな呼吸を上手にできるようになれば、いつでも副交感神経のスイッチを入れることができるようになります。さらに習慣になれば、意識しなくても深く大きい呼吸を続けられ、常に副交感神経の働きが高まっている状態をつくることができます。

では、睡眠前の深く大きい呼吸のやり方をご紹介します。布団に入って仰向けの状態になったら、まずは肺で呼吸をすることを意識しながら、息を大きくゆっくりと吐き出していきます。全部吐き切れば、苦しくなって勝手に吸い込みますから、吸うことにはあまり意識を向けなくても大丈夫です。このとき、無理矢理大きく吸うことは意識せず、全身の筋肉の力を抜くようなイメージを持つようにしましょう。3~5分程度続けていると、徐々に副交感神経の働きが高まり、体がリラックスしてきます。

図 2-6

大きな呼吸で副交感神経スイッチをON

お風呂での「フゥーッ」という呼吸はリラックスしているから

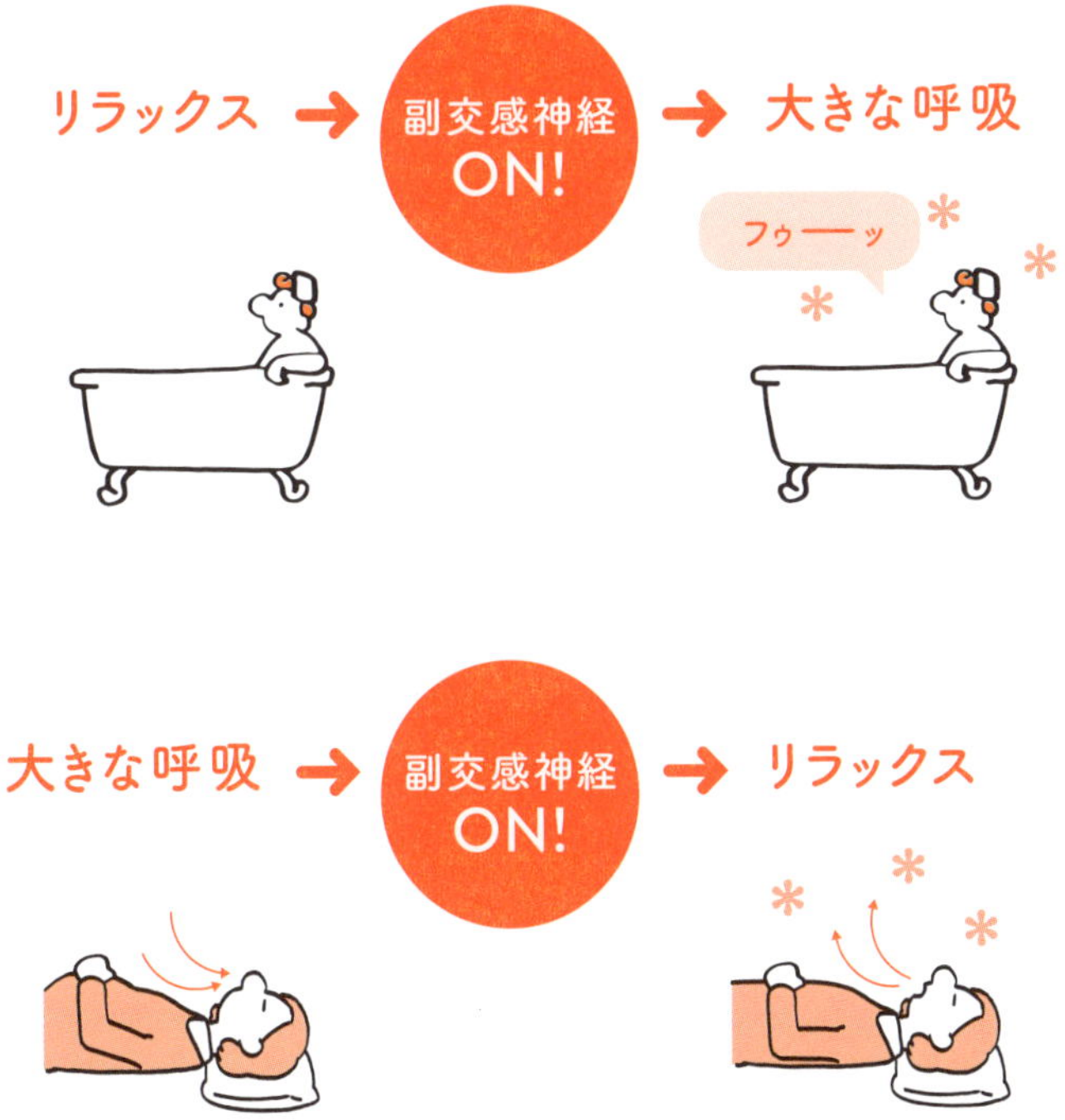

寝るときには大きな呼吸をして
副交感神経の働きを高めよう

布団のなかで深く大きな呼吸をして、呼吸の回数を「引き算」していくことが、睡眠の質を高める重要な要素となります。ぜひ毎日続けるようにしましょう。毎日続けていると、段々意識しなくても大きな呼吸ができるようになります。

さらには呼吸をすることに意識が向いていると、「眠れないかもしれない」という不安に目が向かなくなるという二次的な効果もあります。「眠れないかもしれない」「また今日も眠れなかったらどうしよう」という恐怖心があると、本当に眠れなくなってしまいます。考え方や気持ちを変えていくためにも、呼吸を上手に使って体からコントロールしていきましょう。

図 2-7

睡眠前の「深く大きい呼吸」のコツ

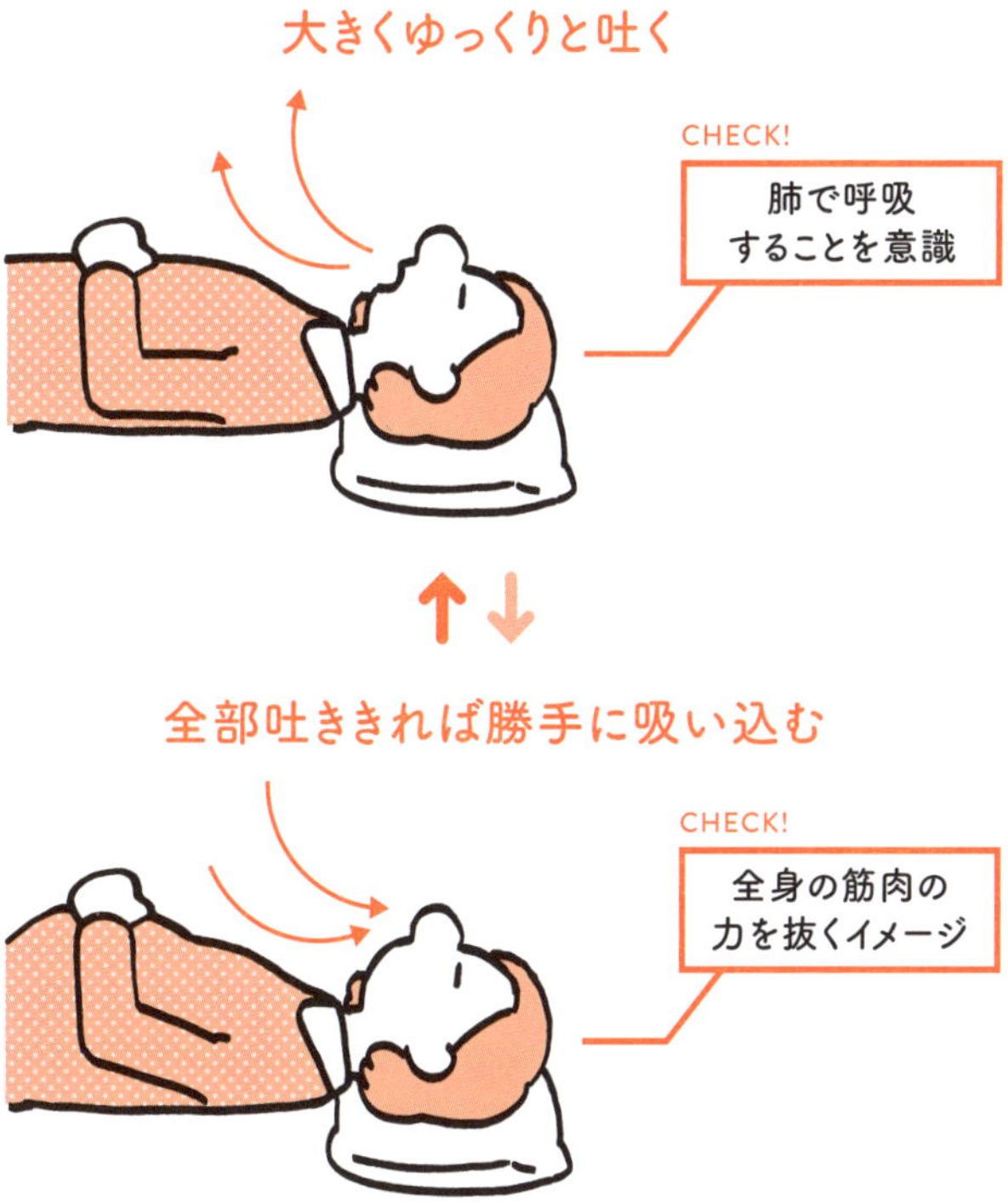
大きくゆっくりと吐く
CHECK!
肺で呼吸
することを意識
全部吐ききれば勝手に吸い込む
CHECK!
全身の筋肉の
力を抜くイメージ

深く大きい呼吸をマスターして
いつでも副交感神経のスイッチを
入れられるようになろう

睡眠の習慣に関する引き算

no.5

アルコール

を引き算する

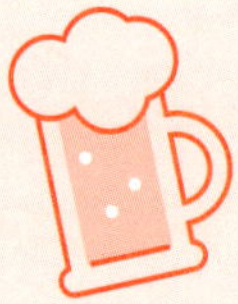

Sleep Habits − [?] =

不眠で苦しんでいるのにお酒を飲み続けている方が多いのは、お酒が睡眠に良くないということが、あまり知られていないからではないかと思います。むしろ「お酒を飲まないと眠れません。眠るために必要なのではないですか？」と聞かれることも、しばしばです。アルコールが睡眠の質に与える大きな影響を、知る必要があるでしょう。

アルコールを飲むと入眠しやすくなるというのは、アルコールによって脳が麻痺し、正常に動かなくなるからです。一時的な麻痺によって入眠はしやすくなるかもしれませんが、アルコールを飲むと交感神経が高まります。交感神経が高まるため、飲み会などでお酒をたくさん飲んだ日などは、途中で起きたり、朝起きたときに疲れが全然とれていなかったりという状態を生み出すのです。

睡眠の質を良くするには副交感神経の働きを高める必要がありますが、入眠できないからという理由でアルコールを寝る直前まで飲んでいたら、交感神経の働きが高まり、睡眠の質が悪くなって当たり前なのです。わざわざ自分で睡眠の質を下げていると言っても過言ではありません。

どうしても毎日お酒を飲みたいのでしたら、最低でも就寝する2時間前までに飲み終えてください。たとえば、19時から夕食と一緒にお酒を飲んで21時に飲み終えたなら、就寝はその2時間後の23時。就寝までに2時間という間隔を空けられない場合には、その日はお酒を飲むことをやめましょう。

「2時間空けることができれば、大量に飲んでも良いか」と言われたら、これも違います。大量に飲んだときには、アルコールの分解が終わり酔いが醒めてから寝るようにしましょう。そもそも大量に飲むこと自体をやめたほうが良いですね。

「お酒が人生の唯一の楽しみで、お酒はやめられません」という方も、たまにいらっしゃいます。お酒を選ぶのか？　不眠を選ぶのか？　その選択はあなた次第なのです。アルコールには依存性がありますから、なかなかやめられないという言い分もわかります。しかし不眠症を一刻も早く克服したいと思うなら、お酒の飲み方を変えてください。

アルコールを摂取するときのポイントは、まずアルコールの量を「引き算」することと。そして飲酒時間を前倒しして、飲む時間帯を「引き算」することです。少しはお酒を飲むにしても、質の良い睡眠をとれるようにしていきましょう。

睡眠の習慣に関する引き算

no.6

仕事を引き算する

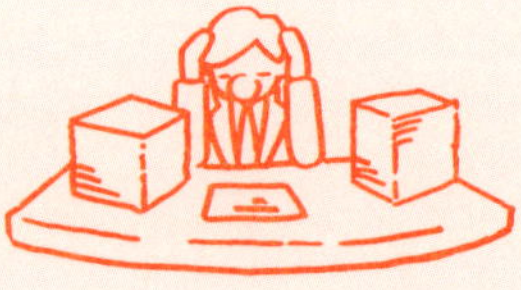

Sleep Habits − [?] = 

「夜遅くまで残業をして帰るから、睡眠時間を確保することが難しい」

そんな方もいらっしゃるかと思います。

しかし、遅い時間に帰ることが常態化してしまったら、平日の睡眠時間が少なくなって回復力も落ちていきます。寝不足になると体が緊張し続けてしまうため、常に交感神経が活発な状態をつくり出してしまうのです。


意外に思われるかもしれませんが、寝不足になると腰痛が発生しやすくなったりもします。睡眠不足によって交感神経が高まり、内臓の働きが弱まると、内臓の周囲にある筋膜などが硬くなるため、腰の筋肉も張る状態が起こるのです。筋膜というのは、全身タイツのようなもので、筋肉や内臓など全身を包んでいる組織です。どこか一か所が張ったり硬くなったりすると、他の部分の筋膜が引っ張られ、筋肉も突っ張ってしまうため、動かしづらくなるという現象を引き起こします。

それだけ、寝不足というのは、交感神経を高めてしまう効果があるのです。また、体の回復力や治癒力は、副交感神経が活発に働いているときに高まるため、交感神経が働きすぎていると、体の疲労が抜けないということも引き起こしてしまいます。

物理的に睡眠時間が不足しているせいで疲労が抜けないこともありますが、副交感神経が働かなくなるために、疲労が抜けないということも同時に起きています。つまり寝不足が続くと、どんどん疲労が溜まっていってしまうのです。

そのためには、なるべく早く帰る工夫が必要です。日本の会社は、定時で帰りづらい雰囲気がありますが、体を壊してしまったら、なんの意味もありません。定時で帰ることは、明日以降も元気に働くために必要なのです。昨今、定年退職後の雇用延長も当たり前になっていますし、年金支給のタイミングも後ろ倒しにされています。この先何十年も働くことを考えたら、毎日遅くまで頑張り続けることは、無理がありませんか？

上司の顔色を見ている場合ではありません。もし無理をして病気になっても、上司が自分の生活を助けてくれるわけではありません。自分を守れるのは、自分しかいないのです。

この先長く働き続けるためにも、健康が第一です。早く帰るために仕事の工夫をおこない、十分な睡眠時間を確保することも、健康でいるための大きな必要条件なのです。最も寿命が長くなる睡眠時間は7時間程度と言われています。7時間の睡眠を確保できるように、仕事を終える時間の「引き算」をしていきましょう。

”
考え方や気持ちを変えていくためにも、
呼吸を上手に使って
体からコントロールしていきましょう
“

第3章

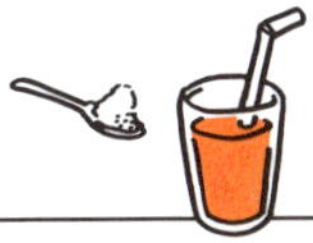

食事の習慣

に関する引き算

Dietary Habits － [?] ＝

自律神経と食事の関係

自律神経を整えるには、体に摂取するものの選び方・摂り方に気をつける必要があります。

自律神経が乱れている方のほとんどは、内臓の働きが弱くなっています。内臓の働きが弱くなると、下痢や便秘、過敏性腸症候群、胃の痛みやむかつき、不眠、腰痛、背中の痛み、体のだるさなど、数多くの症状が起こります。

では、内臓の働きを正常に保つためには、体に摂取するものをどのように選べばよいのでしょうか？

内臓にとって良くない食事をしていると、それぞれの臓器がダメージを受けて弱っていきます。臓器によって、ダメージを受ける原因がそれぞれ違います。

ここでは、一般的に内臓に良くないと言われていることに加えて、意外と知られていない、「体に良さそうなのに実は良くないもの」についても、説明いたします。施術を重ねるうちに、体にとって良いと思って摂取していたら、実は内臓を弱める原因となっていた食べ物などもわかってきました。知らずに摂取していると、知らない間に内臓を弱めていることになるので、注意が必要なのです。

心当たりがある方は、その食べ物を「引き算」するという選択が、体が元気になるきっかけになってくれるでしょう。

食事の習慣に関する引き算

no.1

サプリメント

を引き算する

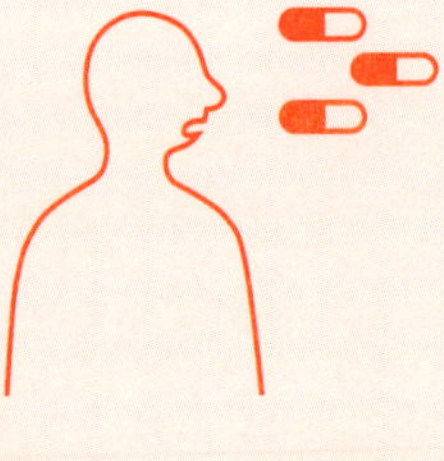

Dietary Habits − ? =

健康維持のために、毎日サプリメントを飲んでいませんか？
本当に効果が出ていますか？
安心のために飲んではいませんか？

当院にお越しになる方にも、体調不良のためサプリメントを飲んで体調を整えようとしている方がたくさんいらっしゃいます。しかし、整体の施術をおこなっていくうちに、「サプリメントが体の不調を起こしている」と気がつくことが多々あります。健康のために飲んでいるサプリメントが体の不調をつくりだしていたら、なんのために飲んでいるのかわかりません。とても意味のないことになってしまうでしょう。

すべての人にとって悪いと言っているのではありません。健康な人が予防のために飲むことは悪くないのかもしれません。ただ、自律神経が乱れている方には良くないことが、施術を通してわかってきました。では、どのように体に影響を与えるのでしょうか？

まず、ビタミン系のサプリメントについて。ビタミンには、水溶性と脂溶性というビタミンがあります。水溶性のビタミン（ビタミンCなど）は体に必要な分を吸収し、不必要な分は尿として体外に排出されます。ビタミンはたくさん摂ればよいと認識している方が多いですが、不必要な分が流れ出てしまうなら、そもそもそんなにたくさんのビタミンは必要ないことがおわかりですよね。体が不必要な分を排出するということは、摂りすぎも良くないことのあらわれなのです。

脂溶性のビタミンは、尿として排出はされません。今までは、脂溶性のビタミンであれば、サプリメントなどで摂りすぎても問題がないと言われていました。しかし最近の研究では、脂溶性のビタミンも取りすぎると良くないと言われてきています。

私は研究者ではありませんので専門的なことはわかりませんが、整体師として施術をするなかで、サプリメントを摂っている方は、肝臓と腎臓の働きが弱くなっているということに気がつきました。毎日内臓の施術をしていると、どこの内臓が良くないのか、触るだけでわかってきます。他の自律神経の症状が良くなっているのに、なぜか肝臓と腎臓の働きだけが良くならないときに原因を探ってみると、サプリメントなどの健康食品を摂取しているという回答が非常に多いのです。自然界にはサプリメントのように、ビタミンなどを固めた物質が存在するでしょうか？　そのような不自然なものを分解するために、肝臓や腎臓に負担をかけているのです。

サプリメントを飲むことをやめて、普通の食事から栄養素を摂取するようにすると、肝臓や腎臓の働きが良くなっていきます。サプリメントを飲むことをやめたからといって、体調が悪くなることもありませんし、むしろ肝臓と腎臓の働きが良くなって、体はどんどん元気になっていくことがわかっています。必要な栄養素は自然に摂取して、サプリメントを飲むことを「引き算」していきましょう。

図 3-1

サプリメントは肝臓や腎臓に負担をかける

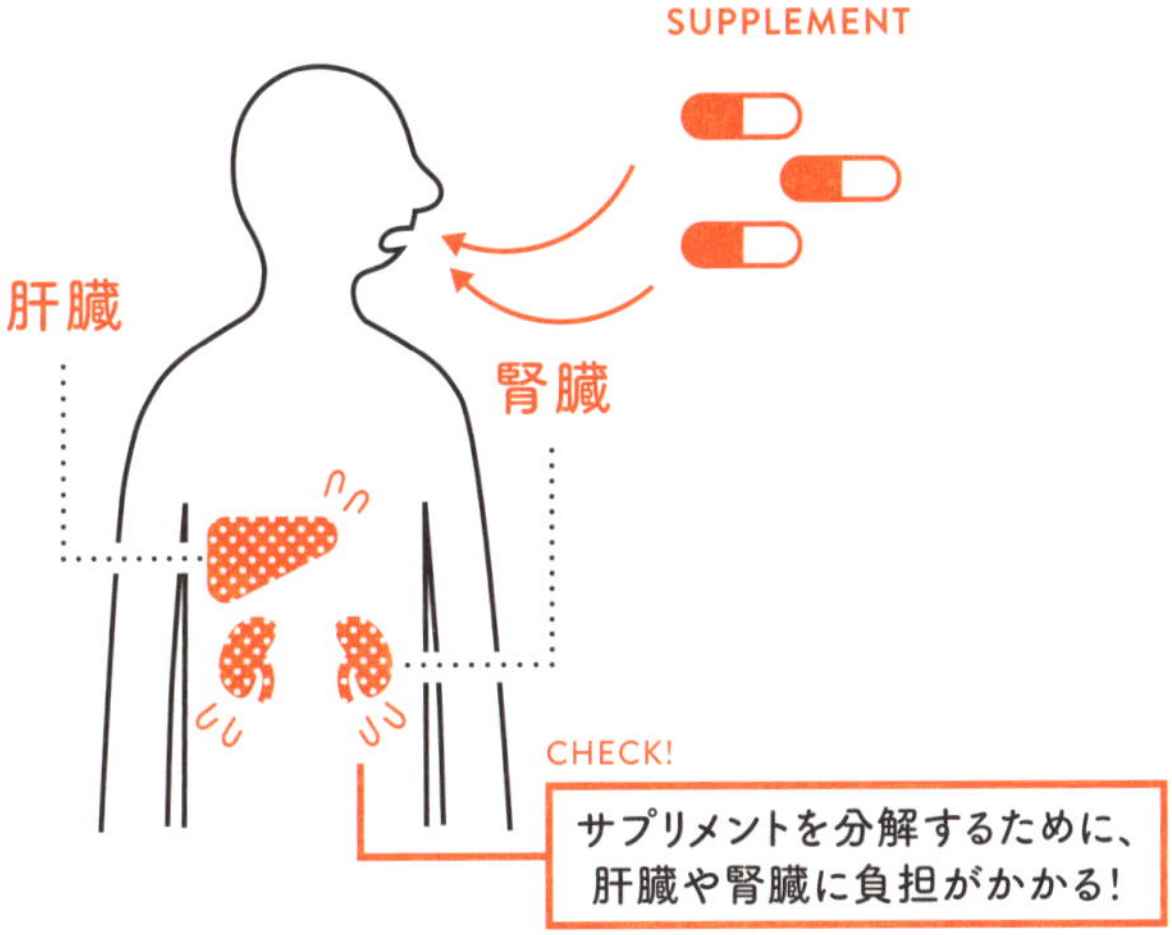

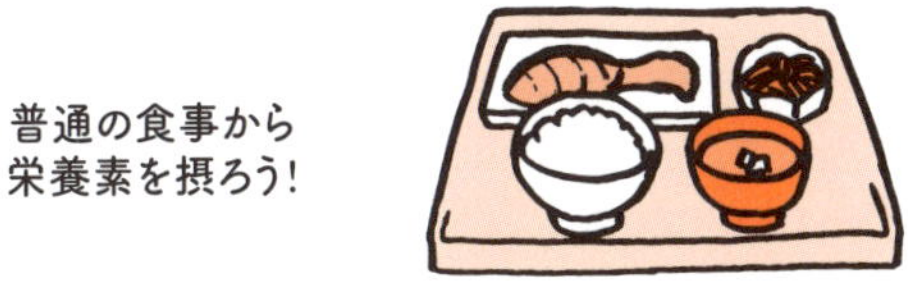

体に必要な栄養素は
普通の食事から摂取しよう

食事の習慣に関する引き算

no.2

薬を引き算する

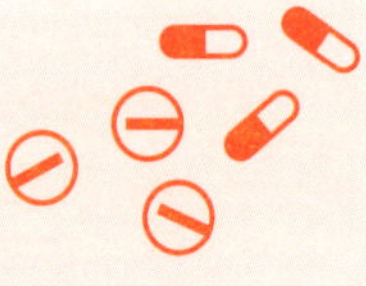

Dietary Habits − [?] =

自律神経失調症やうつ病が良くなっても、ずっと同じ量の薬を飲み続ける方がいらっしゃいます。「また病気になったらどうしよう」という不安から、良くなっているにもかかわらず、薬の服用を続けてしまうのです。もし同じように飲み続けている方がいたら、徐々に薬をやめていきましょう。それがぶり返しを防ぐ重要なこととなります。

再発する不安があること、そのお気持ちは十分にわかります。しかし、当院で元気になった方のなかで、薬を飲み続けた方とやめた方を比較したら、飲み続けた方はぶり返し、やめた方はぶり返さないという傾向が、はっきりとしています。

抗うつ薬や抗不安薬には、本来目的としている作用のほかに、副作用や離脱症状という本来の目的とは違う作用があります。この症状は、出る人と出ない人がいたり、重い人と軽い人がいたり、各人によって出方は異なります。

施術をして全体的に体が良くなってきたのに、ある一部分だけ良くならないとか、ある一部の症状のみが残る場合があります。この原因が薬だったということが、よくあるパターンなのです。

薬が悪いと言っているのではありません。調子が悪いときには、薬に頼って脳のホルモン分泌を調整することも必要です。しかし、良くなっているにもかかわらず、同じ量の薬を飲み続けるということが問題なのです。

サプリメントと同じように、薬を分解するために、肝臓と腎臓の働きが悪くなり、それによって自律神経を乱していることが多々あります。また、薬の副作用そのものから、自律神経が乱れているときと同じ症状が起こることもあります。さらに薬をやめるときには、いきなり全部やめることによって、離脱症状という自律神経失調と同じ症状になる場合もあります。

不眠症が改善してきている方が、睡眠導入剤を飲み続けると、起床後もしばらく眠気が残る場合があります。これは薬が効きすぎてしまって、眠気がとれない状態なのです。

体の調子が良くなってきたら、徐々に薬を減らしていきましょう。最終的には、薬をやめるところまで頑張りましょう。薬を完全にやめるというところまで持っていかないと、また症状をぶり返してしまいます。きちんと薬をやめられた方は、その後にぶり返すことが少なくなります。

不安な気持ちもわかりますが、薬を飲むことを「引き算」することが、自律神経失調症状のぶり返しを防ぐことにつながるのです。考え方を変え、不安を抱えないようにして、徐々に薬を減らしていきましょう。

食事の習慣に関する引き算

no.3

自分に合わない食べ物

を引き算する

Dietary Habits −

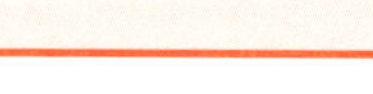

よくテレビなどで、「この食べ物を食べると体に良い」という紹介がされています。しかしそれを鵜呑みにして食べ続けていると、かえって内臓にダメージを与えているケースがあります。

人はそれぞれ個体差があり、皆が同じではありません。最近だとDNAの情報から、いろいろなタイプの人がいることもわかってきています。食物アレルギーで考えてみましょう。大多数の人が食べられるはずの小麦も、小麦アレルギーの人が食べれば、蕁麻疹やアナフィラキシーショックを引き起こすこともあります。現在、ふわふわの美味しい食パンがブームとなっており、たくさんの人が行列をつくって買い求めています。当然、小麦アレルギーの人は、美味しいからといって、ふわふわの食パンを食べることはできません。自律神経が乱れている人にとっても、GI値が高い食パンは内臓に負担をかけてしまう食べ物なので、内臓の働きを弱めてしまいます。

副交感神経を高めやすい食べ物のひとつに、バナナがあります。当院にお越しになられる方に、セロトニンをつくり出しやすくする食べ物として、バナナを紹介することがありますが、バナナを食べると下痢になってしまったりして、体に合わないという方もいらっしゃいます。

体を良くするために食べているのに、体調を崩してしまったら、本末転倒になってしまいます。鰯もそうです。セロトニンをつくる栄養素のビタミンB6を多く含むため、自律神経を整えるために良いとされますが、尿酸値を高める働きもあります。痛風や尿酸値高めの人にとっては、尿酸値がさらに高くなり、痛風の症状を招いてしまいます。自律神経にとっては良いかもしれませんが、痛風も同時に発症している人には、悪いものとなってしまいます。

それぞれの個人の体質や体の状況により、体に良いと言われる食べ物でも、体調を崩す原因となってしまいます。また、合わないものを毎日食べ続けることは、体にとって危険でもあるので、少しでも調子がおかしいなと思うことがあれば、毎日食べているものを疑うことも必要です。自分の体に目を向け、アンテナを張り、体がどのように変化しているかを感じ取ることが、元気になるコツでもあります。

自分に合わない食べ物を「引き算」することによって、体調不良になるきっかけをなくしていきましょう。

食事の習慣に関する引き算

no.4

カフェイン

を引き算する

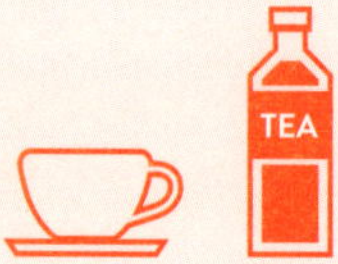

Dietary Habits − ? =

以前の著書でも書きましたが、カフェインは交感神経を働かせる大きな原因となります。そのため、コーヒー・紅茶・緑茶・烏龍茶・ほうじ茶・栄養ドリンク・ココアなどは、自律神経の乱れがあるときには、やめることが必要です。

そんなときには、カフェインの入っていない飲み物を飲みましょう。

水・麦茶・ルイボスティー・ハーブティー・炭酸水などがおすすめです。また、コーヒー・紅茶・緑茶などでも、カフェインレスのものでしたら大丈夫です。最近は、カフェなどでもカフェインレスの飲み物がメニューに加えられてきていますから、どうしてもコーヒーが飲みたい方は、カフェインが微量しか入らないデカフェやカフェインレスを飲むようにすると良いでしょう。

カフェインをやめることによって、副交感神経の働きを高め、回復力や治癒力が働く体の状態をつくることができれば、疲労もとれやすくなりますし、自律神経の乱れによる症状も回復しやすくなります。

カフェインは常習性があり、少しでも飲んでいると、脳が欲しくなってしまうため、完全にやめることをおすすめします。

自律神経を整えるために、カフェインを「引き算」することが重要と、あらためて認識しましょう。

図 3-2

自律神経を整える飲み物の選び方

– MENU –

×	○
コーヒー	水
紅茶	麦茶
緑茶	ルイボスティー
烏龍茶	ハーブティー
ほうじ茶	炭酸水
栄養ドリンク	デカフェコーヒー
ココア	

カフェインをやめて、
副交感神経の働きを高めよう

食事の習慣に関する引き算

no.5

タバコ

を引き算する

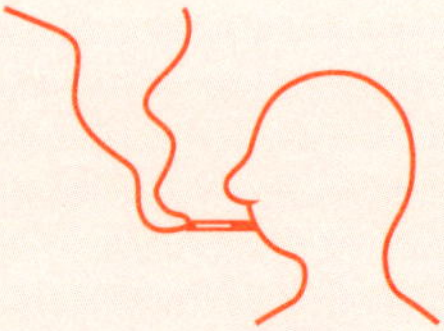

Dietary Habits − [?] =

タバコを吸ってリラックスしたと思うのは、脳の誤解です。タバコを吸うことによって、交感神経があまりにも強く働き、その状態を脳は危険だと判断し、一瞬だけ副交感神経のスイッチを入れます。これによりリラックスしたと感じるのです。もともとは、交感神経が強く働いた状態だったため、また交感神経のスイッチに切り替わり、戻されてしまいますから、リラックスできたのは一瞬ということになります。

自律神経を整えるには、基本的に副交感神経が優位に働いていて、リラックスしている状態を長く続けることが基本となりますから、タバコを吸うことにより、非常に強く交感神経を働かせることは、最も良くないことと言っても過言ではないでしょう。

他の病気や体の観点からも、タバコを吸っていて良いことなどありませんから、「タバコを吸う＝不健康」「タバコをやめる・吸わない＝健康」と認識してください。

タバコをやめるのも吸うのも自由です。しかし自律神経症状にお困りでしたら、タバコを「引き算」することが必須と考え、常習性に打ち勝つよう、強い意志でやめるようにしましょう。

図 3-3

なぜタバコはリラックスした気になるのか？

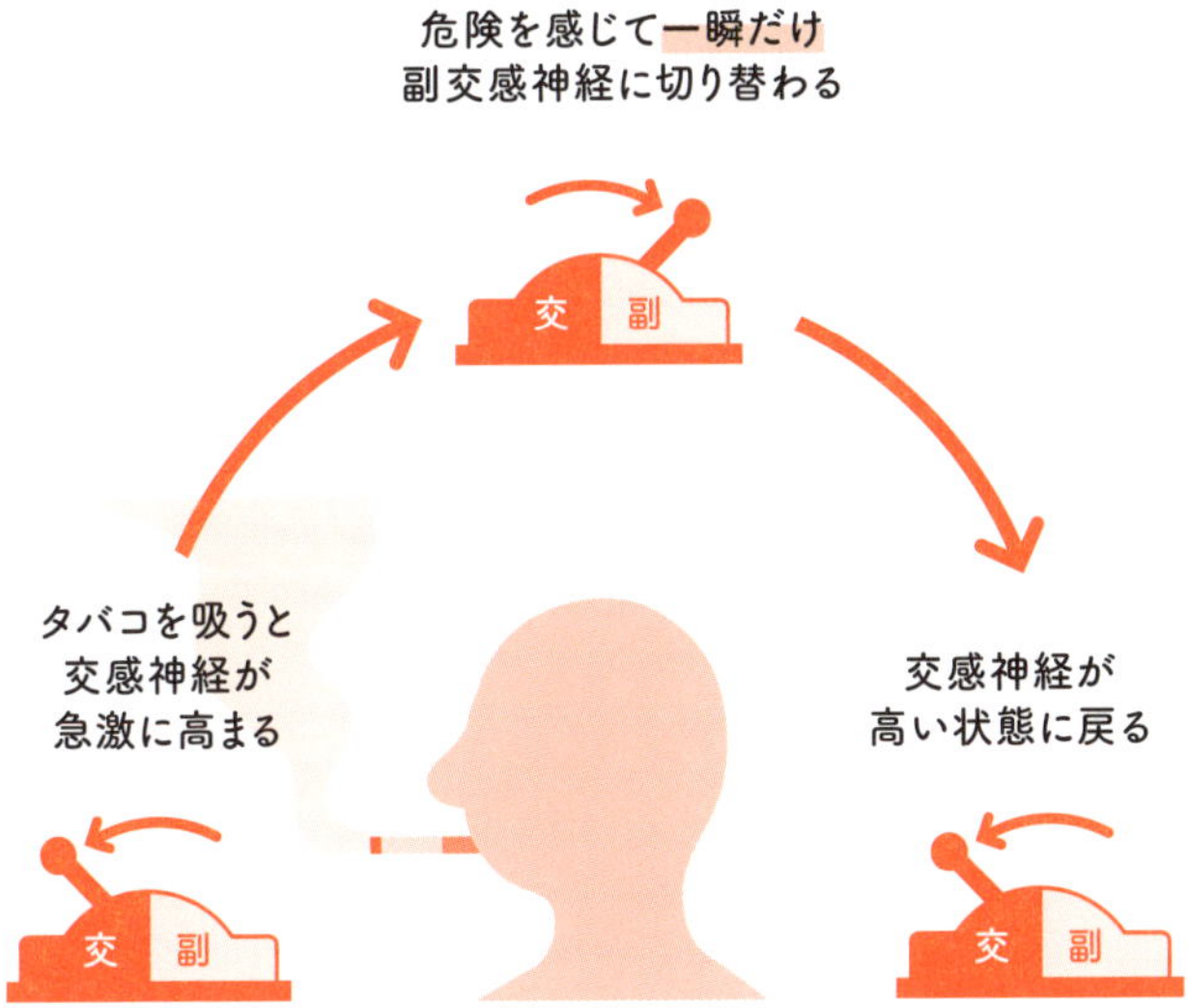

**タバコは非常に強く
交感神経を働かせる！**

**「タバコを吸う＝不健康」と認識して
強い意志で禁煙しよう**

食事の習慣に関する引き算

no.6

甘いもの

を引き算する

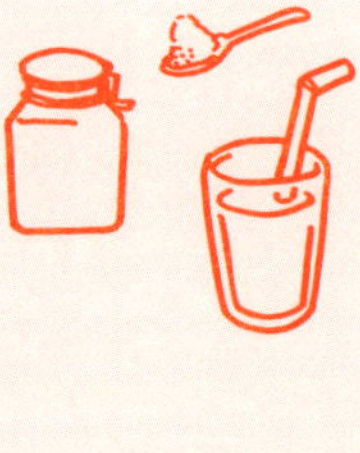

Dietary Habits − □?□ = 

甘いものも、交感神経を働かせる大きな原因となります。

甘いものを食べることにより、内臓の働きを弱めてしまいます。特に砂糖は、胃壁を傷つけたり、肝臓に負担をかけたり、大腸にいる腸内細菌の働きを弱めてしまったりと、いろいろな内臓に負担をかける直接的な原因となってしまうのです。砂糖はもちろん、グラニュー糖や氷砂糖、水飴なども、いろいろな食品に使用されているため、気をつけなければなりません。特にグラニュー糖や氷砂糖は、白砂糖よりもGI値が高く、血糖値を急上昇させます。

果物は、ジュースにすると繊維質が破壊され、GI値が高くなります。糖の吸収を緩やかにする効果のある繊維質をそのまま取り込むためにも、ジュースにせず、そのまま食べると良いでしょう。

GI値の高い食品は内臓に負担をかけるため、野菜などのGI値が低い食品を先に食べて、繊維質で内臓を保護し、血糖値の急上昇を防ぐことが必要です。砂糖とＧＩ値の高い食品をいきなり摂取して内臓の働きを弱めることがないよう、甘いものを「引き算」するよう意識してみましょう。

図 3-4

GI値の高い食品は内臓に負担をかける

GI値の低い食品

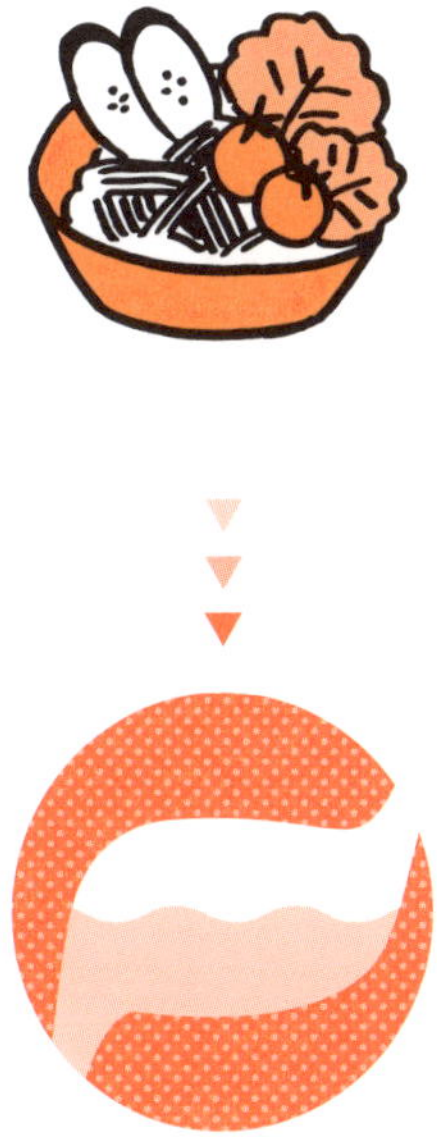

繊維質で内臓を保護
血糖値の急上昇を防ぐ

GI値の高い食品

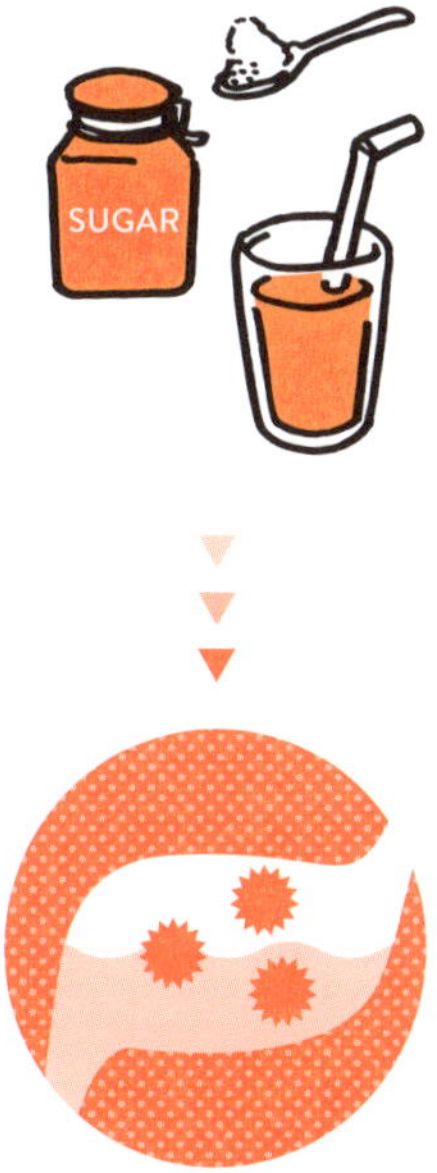

胃や肝臓など
内臓に負担をかける

低GI値の食品を先に食べて、
内臓の負担を減らそう

食事の習慣に関する引き算

no.7

塩分を引き算する

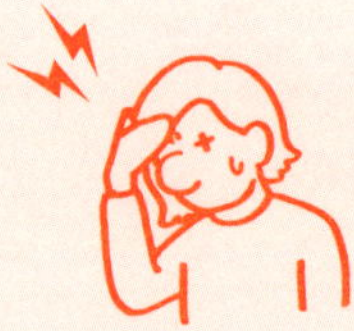

Dietary Habits − ? =

塩分の摂取が多い場合も、内臓に負担をかけ自律神経の乱れによる症状を生み出します。施術を通した経験から言うと、最も影響を受けるのは腎臓だと感じています。実際に腎臓が弱っている方に塩分摂取を控えていただくと、腎臓の働きが良くなります。

腎臓が弱っているときに顕著に出てくる症状は、手足やお腹などの冷えや、上半身の火照り、急に暑くなり汗が出るホットフラッシュ、体のむくみなどです。これらの症状も腎臓の働きを良くする施術をおこないながら、塩分摂取を控えていただくと出なくなります。

背中や腰の痛みも、内臓が関係していることが多いです。胃が弱っているときには背中が痛くなることが多く、肩こりや頭痛を引き起こしていることもあります。また、腎臓が弱っているときには、腰が痛くなることが多いです。

だからといって、内臓の働きを良くするために、お腹をグリグリ揉んだりすることは、やめたほうが良いです。強く揉むことにより、かえって内臓に負担をかけるケースもあるため、注意が必要です。

塩分を控えるだけで内臓の負担を軽減することができるなら、簡単なことではないでしょうか？　塩分を「引き算」して、内臓の働きを強めていきましょう。

図 3-5

塩分の過剰摂取は腎臓が弱ってしまう

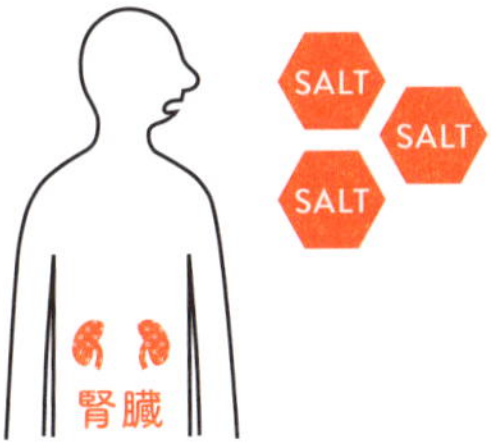

腎臓が弱ると……

- 手足やお腹の冷え
- 上半身のほてり
- 急に暑くなり汗が出る（ホットフラッシュ）
- 体のむくみ

ほかにも…

腎臓が弱る ▶ **腰痛**

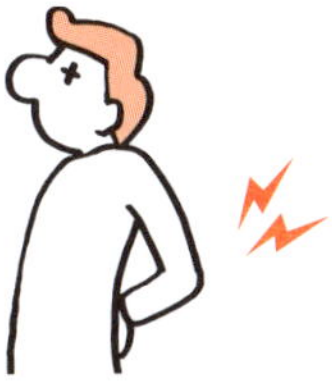

胃が弱る ▶ **背中痛**
頭痛や肩こりを引き起こすことも

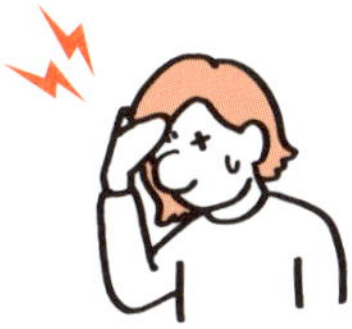

塩分を「引き算」して
内臓の働きを強めよう

"自分の体に目を向け、
体がどのように変化しているかを
感じ取ることが、元気になるコツでもあります"

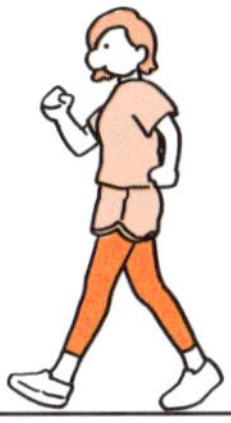

第4章

運動の習慣

に関する引き算

Workout Habits − [?] =

自律神経と運動の関係

第1章では、同じ姿勢を続けていると筋肉が硬くなるというお話をしました。ここでは、反復動作（同じ動作の繰り返し）を続けていると筋肉が硬くなるということを説明いたします。

みなさんも経験があると思いますが、腕立て伏せやスクワットなど、同じ動作の繰り返しを続けていると、筋肉がパンパンに張って、力が入らなくなりますよね？

筋肉を使い続けると、エネルギーである糖が代謝されて乳酸が蓄積し、それによって筋肉が酸性化し、収縮がしづらくなります。これが筋肉疲労です。蓄積した乳酸をそのままにしていると、筋肉は硬いままになりやすいので、乳酸をエネルギーに変換してあげる必要が出てくるのです。

乳酸をエネルギーに変えるためには、遅筋という筋肉を動かしてあげることが必要です。遅筋とは持久力を必要とするときに使う筋肉であり、一方速筋とは素早く動くときや一瞬で力を出すときに使う筋肉です。遅筋を使う運動で、最も手軽にできるものは、歩くことです。できれば30分以上歩くと、より効果的です。歩くという動作は、有酸素運動になります。

ここでは、運動や動作という視点をもとに、自律神経の整え方を説明いたします。

運動の習慣に関する引き算

no.1

仕事を引き算する

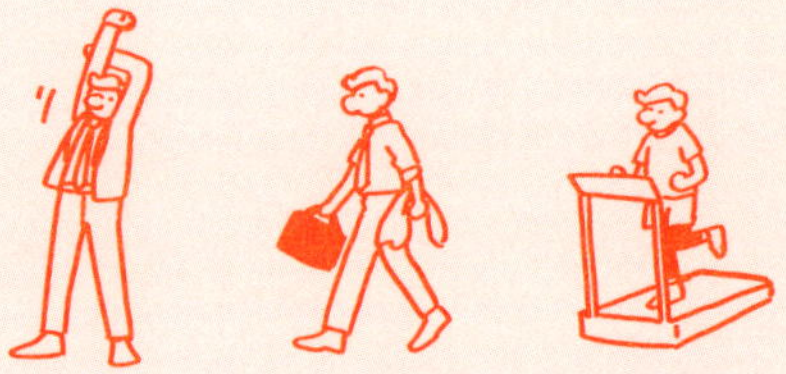

Workout Habits − [?] =

仕事の引き算は、『第2章・睡眠の習慣に関する引き算』のなかでもお伝えしましたが、ここでも関連してきます。

自律神経を整えるためには、運動する習慣をつけることが必要ですが、毎日デスクに座り続け、パソコンを使用して残業ばかりしていたら、なかなか運動することができません。人間も動物ですから、体を動かすことが必要なのです。体を動かさないでいると、体がうまく機能しなくなってしまうこともたくさんあります。

章のはじめでも触れましたが、筋肉疲労は有酸素運動をすることでとれやすくなるため、「毎日有酸素運動をすると元気になれる」と言っても過言ではありません。

ずっと同じ姿勢のままデスクで仕事をしていたら、筋肉が硬くなります。体を使う仕事の場合は、反復動作が多くなり、筋肉が硬くなります。仕事をしていれば筋肉が硬くなるのは当たり前なのです。ただそのままにしておくと、筋肉の疲労がとれなくなっていきますから、骨の歪みや筋肉の緊張をつくり出すことになってしまいます。

結局のところ、日本人は仕事のしすぎだと思います。仕事が楽しくて仕事のことしか考えられず、毎日ワクワクしているという方は、精神的ストレスがない分、体の緊張もないと思いますから、どんどん仕事をしたほうが良いでしょう。生活のために仕事をしているという方は、自分を押し殺してまで、仕事をする必要があるのでしょうか？

仕事を早く終わらせるために工夫をして頑張っても、より仕事を与えられる状況の方もいらっしゃると思います。なんのために効率化しているのでしょうか？　キリがないですよね。結局やってもやってもキリがないなら、自分の適正な塩梅や許容量のところで、仕事を受けないことやセーブすることも大事ではないでしょうか？　自分を守るのは、自分しかいません。塩梅がわかるのも自分だけです。

ただやみくもに、できないとか、無理だとかを、上司に伝えても理解してもらえません。「少し無理をしてでも成長してもらいたい」という期待を持って、仕事を任せている場合もあります。実際にやってみて、どのくらいの負荷がかかっているのかを、定量的に説明できる能力も必要なのではないかと思います。その結果、仕事量を減らす判断がおこなわれると思いますので、本当に無理なときには、自分できちんと考えたあとに、相談することも大事です。これも社会人として、必要な能力のひとつではないでしょうか。

健康が第一ですから、運動時間を確保し、自分の健康を維持することが最も大事なことです。健康でなかったら仕事もできません。仕事ができなくなったら、会社としても社会としても損失になると思います。

定時で帰ってスポーツジムに行く、皇居ランニングをおこなう、フットサルに行く、クライミングジムに行く、自宅の一駅二駅前で降りて歩く……挙げたらキリがないほど、できることはたくさんあると思います。

仕事の途中で休憩を挟み、軽い体操をすることも、筋肉の疲労を軽減させる効果があります。ちょっと席を立ってブラブラ歩くのも良いでしょう。

仕事を「引き算」し、運動する時間をつくる意識を持ちましょう。仕事を「引き算」できない原因は、どこかで言い訳をしている自分にあるのではないでしょうか？　本当はそんなに難しいことではないかもしれませんよ。

図 4-1

健康でなければ仕事もできない

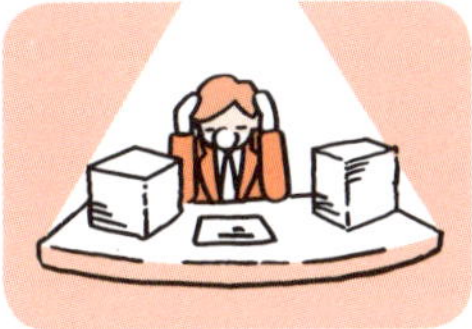

仕事のしすぎで
健康を損なっていませんか？

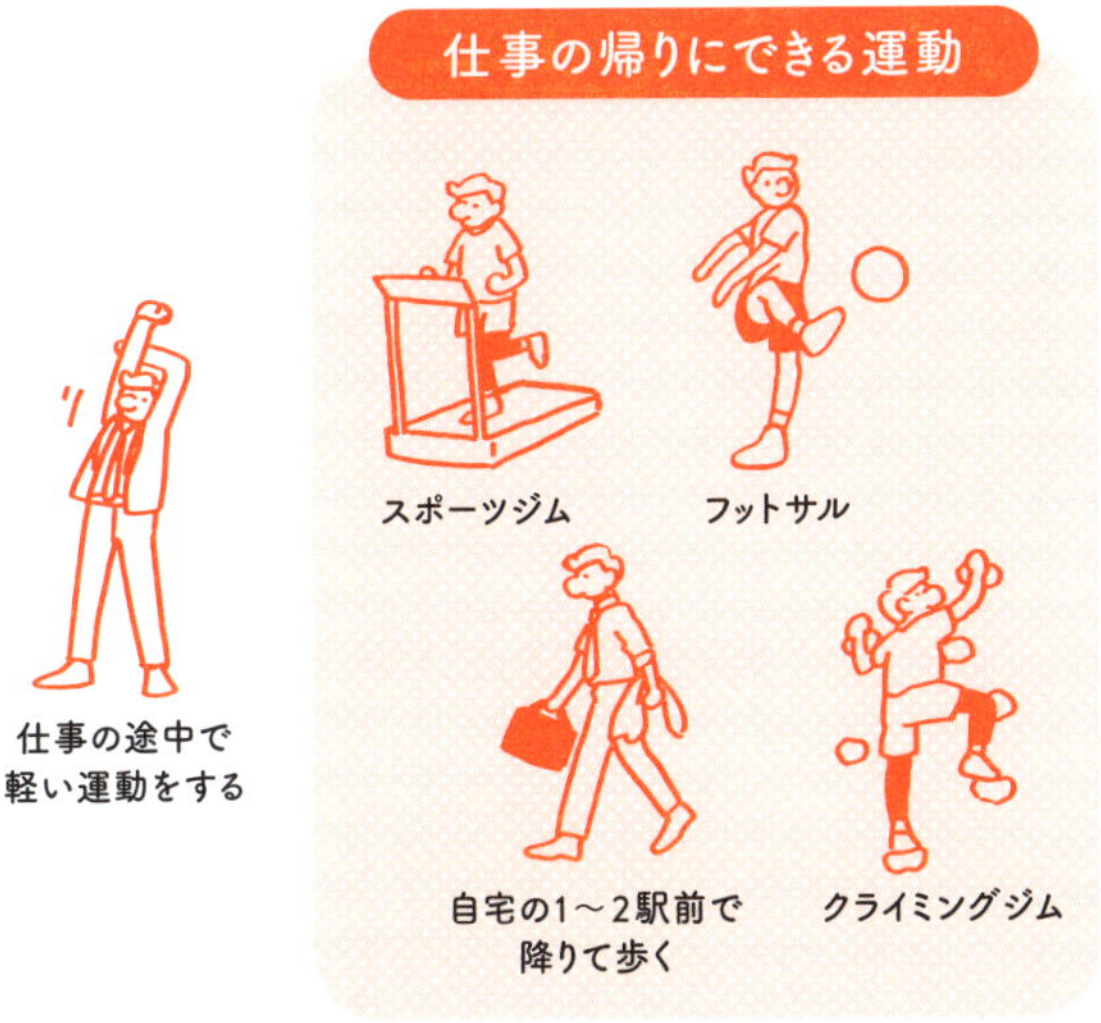
仕事の帰りにできる運動
スポーツジム
フットサル
仕事の途中で
軽い運動をする
自宅の1～2駅前で
降りて歩く
クライミングジム

仕事を「引き算」して
運動する時間を意識的に持とう

運動の習慣に関する引き算

no.2

左右非対称スポーツ

を引き算する

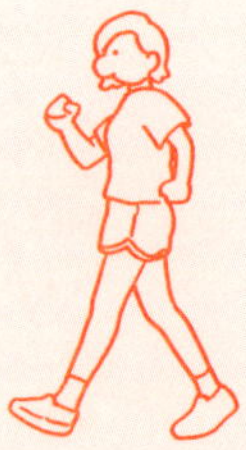

Workout Habits − [?] =

自律神経を整えるときには、体の左右を均等に使うスポーツが適しています。有酸素運動でしたら、なお良いでしょう。

施術をおこなっていると、体の左右どちらかだけの筋肉が硬くなっている方が多いです。たとえば、いつも同じ側の手でカバンや電話の受話器を持っているとか、スマートフォンをいつも片手で使用しているとか、実は些細な習慣が引き起こしています。左右どちらか片方ばかりを使用していたら、片側の筋肉ばかりが硬くなることが想像できますよね。

それと同じで、片側ばかりを使用するスポーツも、片側の筋肉ばかりに疲労が溜まり、硬くなってしまいます。筋肉のつき方も左右不均等になりますし、骨も歪みやすくなります。さらに、体の歪みは自律神経に影響します。

そのため、自律神経を整えるときには、なるべく左右非対称のスポーツを「引き算」し、左右対称のスポーツをおこなうようにしましょう。

では、左右対称で有酸素運動にあたるスポーツは何かというと、歩く・走る・泳ぐ・自転車に乗るなどです。他にもいろいろあるかと思いますが、列挙したスポーツは、日常的におこないやすいスポーツです。また、ご年配の方については、運動強度が弱く気軽におこなえるラジオ体操もおすすめです。

左右どちらかの筋肉を使うスポーツを「引き算」して、歪みのない体をつくっていきましょう。

図 4-2

自律神経を整えるおすすめスポーツ

左右対称 ＋ 有酸素運動

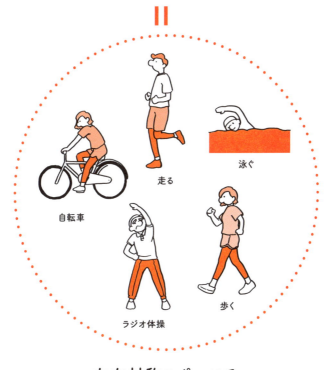

＝

左右対称スポーツで
歪みのない体をつくろう

運動の習慣に関する引き算

no.3

作業

を引き算する

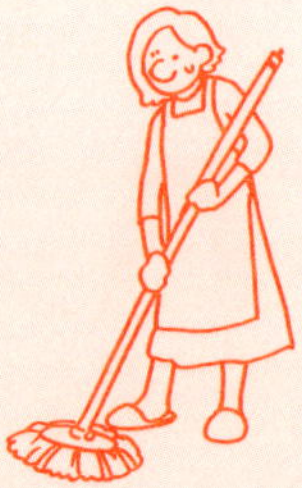

Workout Habits − [?] =

ここまで「同じ姿勢を続けること」と「同じ動作を繰り返すこと」が、いかに自律神経を乱してしまうかを説明してきました。これらの状況は、ひとつのことに没頭しているときに起こりやすくなります。ふだん生活するなかで、みなさんが陥りがちな没頭作業をご紹介しましょう。

まず挙げられるのが、仕事や家でのパソコン作業とスマートフォンの使用です。途中で休憩もせず無我夢中で作業をしていると、長時間のあいだ猫背の姿勢を続け、肩や背中の筋肉が硬くなり、さらには頭痛まで起こしてしまうという方もいます。このようなときの対処法は、30分~60分に1回休憩を入れ、体を動かして筋肉の緊張をとることです。スマートフォンの動画視聴やゲームも、気がつかないうちに長時間経過していることがあるので、気をつけましょう。

草むしりなどの庭の手入れ作業も注意が必要です。朝から何時間も夢中になって土を耕したり草むしりをしていると、腕や背中の筋肉を使いすぎてしまいます。

また、炎天下のなかで何時間も続けて作業をしていることにより、気がつかないうちに脱水症状を起こすこともあります。

家の掃除や片付けも、代表的な没頭作業のひとつです。普段やってないところをやり始めたら、きれいになるまでやらないと気が済まなくなってしまった、なんてことはありませんか？


キリがよいところまで終わらせないと気が済まないという傾向のある方は、特に気をつけなければなりません。「午前中までになんとか終わらせなければ」とか「今日中になんとか終わらせなければ」など、必死で作業をすることは、体へ大きな負担をかけることだとよく認識してください。

完璧主義の人やまじめな人は、このように休憩をとらずに同じ作業を続ける傾向が非常に強いため、特に注意が必要です。途中までしかできなかったら、また今度やればいいのではないでしょうか？　無理に体を酷使してまでするような、

図
4-3

仕事でも家でも、
パソコンとスマホは要注意

猫背のまま長時間作業をすると、
肩や背中の筋肉が硬くなる

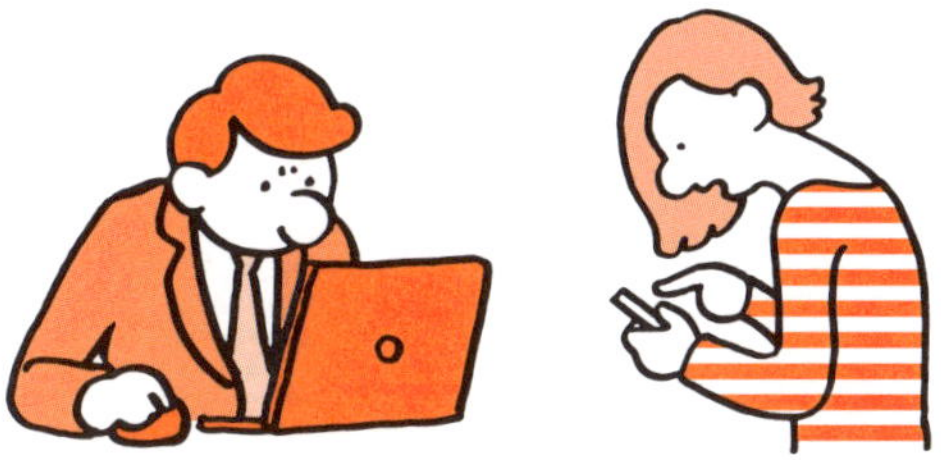

いつのまにか長時間
経過していませんか？

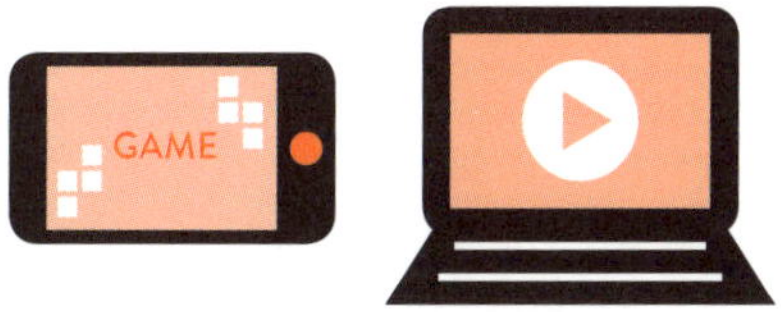

30〜60分に1度休憩をいれ、
筋肉の緊張をとるようにしよう

大きな問題がありますか？　大概のことは、また次の機会でいいことが多いと思います。

夢中で没頭するような作業を「引き算」すると、体の緊張を和らげられます。つい夢中でやりすぎることが、知らず知らずのうちに、体の不調を招くのです。夢中になりすぎるクセのある方は、意識をして夢中にならないようにする必要があります。作業は気持ちの余裕を持っておこないましょう。また、途中で休憩をとることも忘れずにいてください。

図 4-4

「今日中に終わらせなければ」という考え方に気をつけて

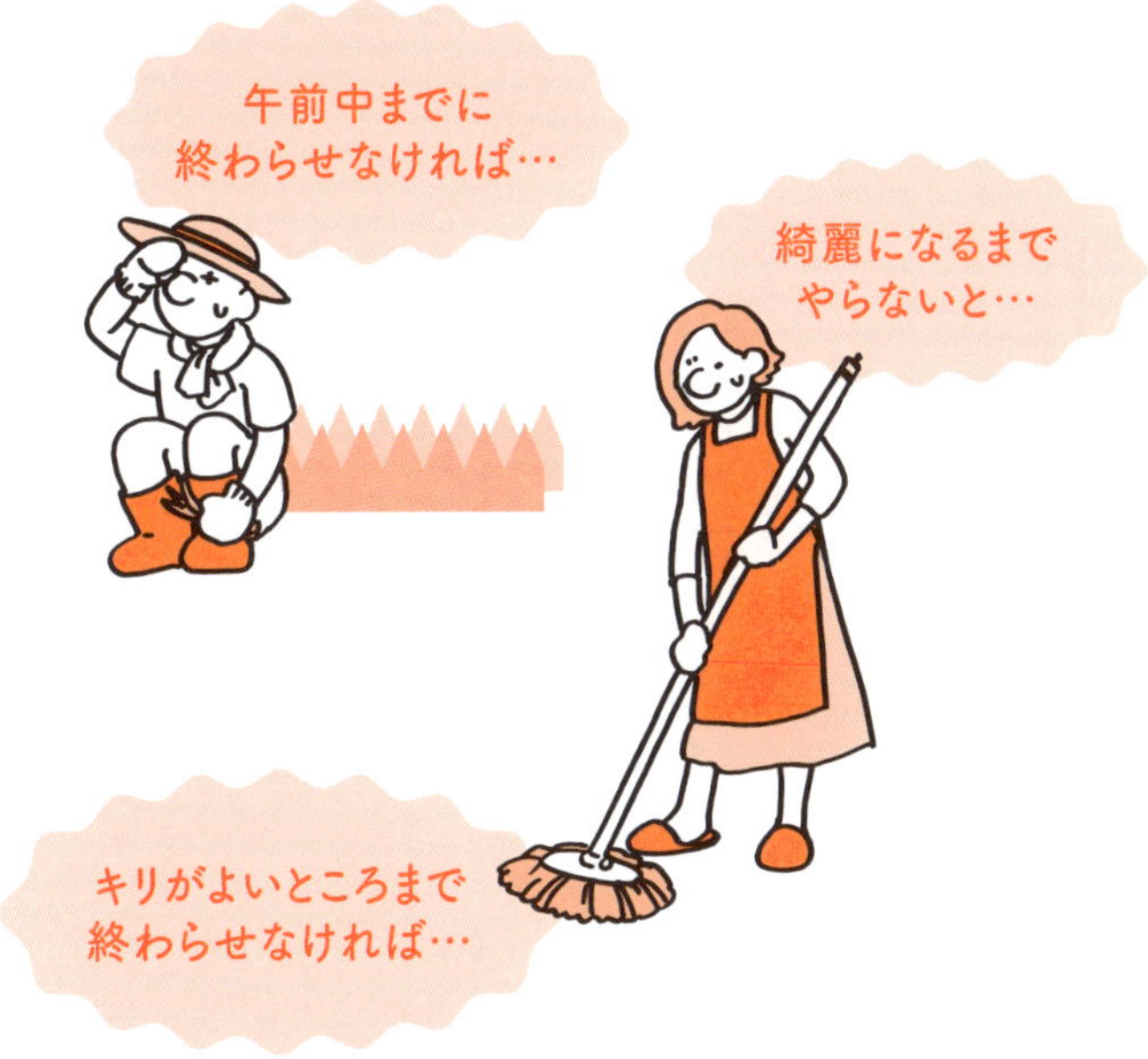
午前中までに
終わらせなければ…
綺麗になるまで
やらないと…
キリがよいところまで
終わらせなければ…

こういった考え方は、
体へ大きな負担をかける

終わらなければまた今度。
気持ちの余裕をもっておこなおう

運動の習慣に関する引き算

no.4

体力（エネルギー）を引き算する

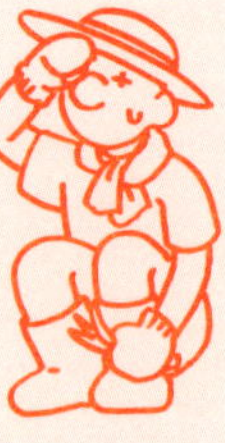

Workout Habits − [?] =

自律神経の症状でお困りの方は、体調が良くなってくると、今までできなかったことができる嬉しさから、あれもやろうこれもやろうと、体力を消耗するようなことを、突然やり始める傾向があります。

前項で挙げた庭の手入れ、掃除、片付けなどは、元気になると突然始める典型的な行動です。その他には、筋トレや、飲み会の参加などもあります。しばらく会っていなかった人にも積極的に会いに行こうとする傾向もあります。

疲労が蓄積して自律神経が乱れているときには、疲労をとってあげる必要があるのに、突然はりきって筋トレをしてしまうと、筋肉が硬くなり疲労回復を妨げ、より疲労を蓄積させてしまいます。自律神経の乱れには有酸素運動が有効だとお伝えしているのに、体を鍛えることが重要であると解釈を捻じ曲げて筋トレをおこなう人が、なぜか多いので注意が必要です。今までやっていなかったのに、突然スクワットや腕立て伏せなどを筋肉痛になるまでやることは、回復の妨げとなるのでやめましょう。もし筋トレをするならば、最初は弱い負荷から始めて、少しずつ負荷を増やしていきましょう。いきなり強い負荷で始めてしまうと、筋肉痛や筋肉疲労などを起こすこととなります。

飲み会への参加は、うつ病が良くなってきて復職した場合に良くあるケースなのですが、復職直後は、まだ体力的に仕事に慣れていく必要がある時期です。規則正しい生活をする必要があるのに、会社の仲間から誘われて飲み会に参加し、夜遅くまで飲んで帰る人がいます。しかし飲み会は、意外と他人に気を遣う場ですし、話をしているとエネルギーも使います。さらに、アルコールにより交感神経が活発に働くことや、酔いが醒めない状態で寝ることにつながります。次の日が休みであっても、自律神経を乱す原因となるので、「まだ体調が万全ではないので、すみません」とお断りしましょう。

その他にも、しばらく会っていなかった人に積極的に会いに行くことや、長時間のランチによるおしゃべり、遠出の旅行をすること、一日中買い物をすることなども、それらはすべて、体力（エネルギー）を消耗します。

体調が良くなってきたということは、エネルギーが少し溜まり始めてきたことです。まだ少ししかエネルギーが溜まっていない状態で使い果たしてしまうと、ゼロになるイメージがありますが、自律神経が乱れたときの症状はなぜかマイナスになるという特徴があります。すると、良くなってきた症状が重くぶり返すという現象が起きます。ゼロではなくマイナスになってしまう理由は、まだ明確になっておりませんが、施術の経験から、このようなことが起きることが非常に多いと言えます。悪い言い方ですが、調子に乗ると痛い目を見ますので、体力（エネルギー）の使用は「引き算」して、なるべくたくさん溜められるようにしましょう。調子が悪いときと同じように、体力を温存するよう心がけてください。エネルギーを使うときは、「たくさん溜まってから少しだけ」と覚えておいてください。

”健康が第一ですから、運動時間を確保し、自分の健康を維持することが最も大事なことです“

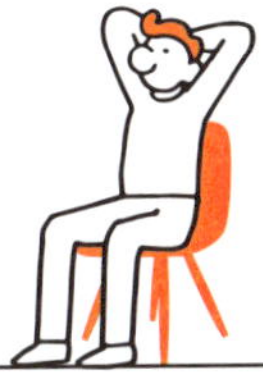

第5章

考え方
に関する引き算

Mindset − □?□ =

自律神経と考え方の関係

施術をして体の状態を整えても、まだ少し症状が残っていたり、時間が経過するとぶり返したりすることがあります。その原因となっているのは、たいてい精神的ストレスです。精神的ストレスを軽くしたり、なくしたりすることができれば、スッときれいに症状がなくなることがほとんどです。自律神経を整えるために、物事の考え方や捉え方も整えていきましょう。

当院にお越しになられている方が自律神経失調症状を克服できる理由

は、考え方を変えるためのプロセスを、きちんと順を追っておこなうことにあります。それぞれの考え方や悩みに合わせて、例を挙げながら具体的に説明していくので、より理解が深まります。自律神経にとって良い考え方を、一生の武器として手に入れることができます。このような「考え方の練習」を通じて元気になった方がたくさんいらっしゃいます。

施術だけではなく、考え方を変えることにより、根本から自律神経が整うことは、私のなかでは当たり前のことです。体調不良の方は、ぜひ考え方を変えて、精神的ストレスをなくしていただきたいと思います。

精神的ストレスがかかると脳や体は緊張し、交感神経が高まります。精神的ストレスはものの考え方や捉え方により生み出されるため、考え方を変えて精神的ストレスをなくすことが必要不可欠です。ここでは、多くの人が陥る「自律神経を乱す考え方」についてご紹介していきます。

考え方の引き算 no.1

仕事を引き算する

仕事の引き算は、ここでも出てきます。自律神経を整えるには、休養をとることが非常に重要なため、「休むことについての考え方」を変える必要があります。日本は、先進国のなかでも、労働時間が長いのに生産性が低いという特徴のある国です。ということは効率が悪いとも言えます。

しっかりと休養をとるために、ダラダラと残業をするような生活から脱却する必要があります。こう書くと労働者側だけが悪いと捉えられてしまうかもしれませんが、非効率な働き方をして、残業代を稼ぐために残業している方がいらっしゃるのも事実です。他の先進国の様子を見てみると、家族との生活時間を第一に考え、定時に帰ったり休日をしっかりとったりする傾向があります。

非効率な働き方をしている人は、残業代を稼ぐために、限りある人生の大切な時間を無駄に使ってしまっているとも言えます。サラリーマンは、自分の時間を切り売りしてお金を稼いでいるとも言えますが、残業代を稼げるからといって、自分自身の大切な時間を、ただ会社でダラダラと過ごすことに使ってしまって、もったいないと思いませんか？

また、皆が同じような意識を持って効率的に働くことができれば、生産性が上がり、無駄な残業代を基本給に還元することもできるかもしれません。

雇い主側も考え方を変える必要があると思います。先行きの不安から、いかに会社にキャッシュをプールするかに重点を置きすぎている気がしてなりません。どの企業も従業員の給料が上がらないようにしていれば、消費が低迷することにつながります。消費が低迷するということは、長い目で見たときに、自社の首を絞めることになるようにも思います。

もう一度、日本社会全体で、休養と生産性、消費について考える必要があるのではないでしょうか？

また、日本の一般的な企業の労働者は、年間休日120日くらいが一般的ですが、そうすると1年のうち3分の1は休んでいます。3日に1日は休んでいる計算になるので、休日の日数としては十分ではないでしょうか？　でも、ビジネスマンのみなさんに聞いてみると、「そんなに休んでいる気がしない」と答えます。これは、日本社会の休日の取り方に問題があると思います。

土日やゴールデンウィーク、お盆や正月など、一斉に休日を取ることで何が起こっているでしょうか。平日は満員電車や仕事でストレスが溜まり、休日は行列や車の渋滞でストレスが溜まります。非常にストレスが溜まりやすい社会構造になっていて、リラックスできる環境ではありませんよね。

このような日本の労働環境における構造を改善するために、率先して有給休暇を取得しませんか。労働者側が、自分の取りたいタイミングで、上司や同僚の顔色をうかがうことなく、有給休暇を取得することで、有給休暇の取得がしやすい社会をつくりだすことができると思います。皆が有給休暇をいつでも取れる環境であれば、自分も取ろうと思えます。

有給休暇を取って他の人と被らないタイミングで休むことができれば、混雑に巻き込まれることもなく、リラックスできる休日を過ごせるのではないでしょうか。

既に取り組まれている企業もあると思いますが、これだけ多くの自律神経失調症や気分障害に悩む方が多い状況を改善するためには、雇い主側も有給休暇を取得しやすい環境をつくることが、大きな施策になるはずです。どの企業も一定数の休職者を抱えていますが、これ以上人数を増やさないための労働環境づくりが、これからの企業には必要です。

労働者側も、無理をしてまで仕事をしすぎることをやめるよう、意識改革をおこなう時代になったのではないでしょうか。今までの常識を壊すのは、自分自身しかいません。自分や家族を守ることができるのも、自分自身です。長時間労働ではなく、効率的な労働で、生産性を上げていく社会が望まれていると思います。

労働者も企業も、仕事の「引き算」ができれば、より良い関係性になれるのではないでしょうか。

考え方の引き算 no.2

経営者の仕事を引き算する

経営者のなかにも、体調を崩す方がいらっしゃいます。経営者だからこそかもしれませんが、特に創業者の方は、仕事のことを考えすぎる傾向があります。

精神的ストレスを生み出す悩みではありません。仕事のことが好きで、楽しく考えているのに、あまりにも四六時中考えすぎるために、体が戦闘態勢になり続けていることが多いです。大変という意識も、苦しいという意識もないのに、体に不調が出ている状態です。交感神経が活発に働きすぎて、緊張していることに、自分自身でまったく気がついていないとも言えます。

今後の事業について、どのように進めていこうかとか、さらに改善していくためにどうしたら良いかなど、いろいろな戦略や方法を考えているケースが多いです。

経営者は、事業の未来を考えれば、不安や心配はつきものです。頭の片隅のどこかで、不安や心配は残っています。戦略を練ることは避けられないのが経営者という立場だと思いますが、考えすぎることによって戦闘モードのスイッチが入り続け、体の不調を生んでいるのなら、少し頭を休ませる時間をつくることが、とても大切になります。

ずっと緊張状態で、頭を働かせ続けることよりも、リラックス状態で、頭がスッキリしていたほうが、良いアイデアも浮かびやすくなりますし、頭の働きや回転も良くなります。

なんの体の不調もないという経営者でしたら、ずっと事業のことを考えていても良いと思いますが、体の不調が出ている経営者の方は、頭を休ませる時間をつくるという考え方や意識を持つことが大切です。

また、経営者は、そうして頑張ってきた経験から、とにかくがむしゃらにやることが正しいと思っている方も多いと思います。今まで、がむしゃらにやってきたから成功しているという成功体験から、とにかく考え続ける、働き続けることが正しいと思い込んでいることがあります。

とにかく頑張って働き続け、自律神経の症状だけではなく、他の病気などで体を壊す方もいらっしゃいますから、頭だけでなく体も、しっかりと休ませる時間をつくることが、元気に働き続けることにもつながると思います。

ときには、他人に任せるというのも必要なことです。経営者のなかでも特に創業者は、自分で会社を起こせるほど優秀なため、他人に任せることができないという人が非常に多い傾向があります。少しは他人を信じて任せてみることも必要ではないでしょうか？

四六時中、仕事のことを考えず、体力的にも働きすぎず、仕事の「引き算」をして、頭と体を休ませる時間をつくってみてはいかがでしょうか？

考え方の引き算 no.3

イライラを引き算する

昨今の日本社会は、「怒り＝良くない」という風潮にあると思います。確かに、やみくもにキレるのは良くないことです。でも私は、怒りの感情を抑えることが良いことではないと考えています。自律神経が乱れている人のなかには、怒りを我慢することによるストレスで症状を生み出している方もたくさんいらっしゃいます。

優しい方やまじめな方は、怒りをぐっと飲み込んでしまう傾向があるため、怒りが体に溜まってしまうのだと思います。怒りが本当に良くないことなら、なぜ喜怒哀楽という感情や言葉があるのでしょうか？　抑えるような感情なら、「怒り」を入れなくても良かったのではないでしょうか？　でもありますよね？　ということは、人間にとって、必要な感情なのだと思います。

世の中には、理不尽なことがたくさんあります。理不尽なことに対しては、怒りの感情を出すことは必要なことだと思います。ときには、怒っているということを表現しなければ、他人に気づかれないこともあると思います。何かが起きた、その瞬間に怒りが込みあげることは、自然なことではないでしょうか？

怒りを我慢して引きずり、イライラしているということは、体にも良くないことだと思います。「さっと怒って、さっと終わらす」ということがラクなのではないでしょうか？

怒り＝緊張状態です。交感神経が働きます。怒りの時間が長ければ、交感神経も働き続けます。怒りの感情が湧いたら、「楽しいこと、好きなこと、リラックスできること」を思い浮かべて、頭のなかを切り替えると、いつまでもイライラしなくて済みます。怒りを引きずらないことが、自律神経を整えることにもつながります。

また、怒りの感情を我慢して溜め続け、イライラしてストレスを溜めているからこそ、何かちょっと問題が発生しただけで、爆発してしまうのではないでしょうか？「溜めてキレずに、小出しに怒る」さらに「さっと忘れる（楽しいことを考える）」ということができれば、ストレス社会でも生きやすいのではないかと思います。

怒りのストレスは溜まる傾向があるため、表に出すことや発散することも必要です。壊してもいいものを壊したり、カラオケに行って大声で歌ったりして、体の外に出してあげましょう。

そもそも、怒るだけ無駄なこともありますから、ばからしいことや、くだらないことに対しては「まあいいや」とか「しょうがないか」と思うことも必要です。

イライラを「引き算」することで、緊張状態を長くつくらないようにして、リラックスする時間をできるだけ長く継続できるようにしましょう。

考え方の引き算 no. 4

悩みを引き算する

不安なことや心配なこと、イライラすることなどが、頭の中をグルグルと回っていませんか？　自分では、「考えている」と思っていても、それは考えているのではなく、「悩んでいる」という状態です。

辞書で調べると、「考える＝結論を導き出すこと」「悩む＝思い患うこと」とあります。「考える」は、結論を導き出すことができるので、物事を進めていくことや、解決するために必要なことです。「悩む」は、結論が出ず、堂々巡りになるため、無駄なことであり、取り越し苦労になります。

不安・心配・イライラなどの悩みを抱えていると、脳は緊張状態になり、交感神経を働かせてしまいます。悩んでいる時間が長ければ長いほど、交感神経は働き続け、体は緊張状態となり自律神経症状を生み出していくのです。

しかも悩んでいる時間が長いと、悩むということがクセになってしまい、ふと気がつくと、無意識のうちに悩んでいるという状態をつくり出します。なんでいつも自分は、不安・心配・イライラが頭の中に浮かんでいるのだろうと疑問に感じている方は、「原因は何だろうという悩み」を抱えていることがあります。そこに原因はありません。ただのクセなのです。クセだから悩みが浮かんでしまうだけです。

だから、悩む原因を探すこと自体が、無駄なことなのです。悩んでいる原因は、ただのクセなので、悩む原因を探すことをやめましょう。

では、悩むクセをやめるには、どのようにしたらいいでしょうか？　クセですから、無意識にしています。貧乏ゆすりをしている人は、何か原因があって貧乏ゆすりをしているのではありません。無意識のうちに、クセだからしているのです。その貧乏ゆすりをやめるためには、どうしますか？　貧乏ゆすりをしないように意識して、やめるしかありませんよね。

クセというものは、意識して無理矢理やめるしかないのです。貧乏ゆすりのクセをやめるには、足を止めるという別のクセをつければ止まります。これと同じように、クセは無理矢理変え、別のクセをつけるということが、必要なのです。

では、「悩む」のをやめるためには、どのようなクセをつければ良いのでしょうか？　それは、「楽しいこと」「好きなこと」「リラックスできること」を思い浮かべるクセをつければ良いのです。

いつも楽しいことなどを思い浮かべることを続けていると、いつの間にかクセになり、無意識で楽しいことなどを思い浮かべられるようになります。楽しいことなどを思い浮かべるという別のクセがつけば、悩むクセもなくなります。

悩みを「引き算」して、楽しいことなどを思い浮かべ、リラックスできるようにしましょう。

考え方の引き算 no. 5

評論や批評を引き算する

ストレスを溜めやすい人の考え方として、物事や他人について、評論や批評をおこなう傾向があります。まるで自分がなんでも知っているかのように、自分だけの価値観や常識という物差しで批評をおこなっていることが多いです。

自分の知っている狭い視野のなかだけで物事を判断しているため、周りが見えなくなり客観的視点を失っている状態で、これが悪いとか、これが良いとか考えているということがあります。

自分は嫌いだと思う他人がいる場合に、その人の悪口を言いふらしたり、他の人に同意を求めたりすることがありますが、自分がその人を嫌いなだけであって、みんなもその人のことを嫌いなわけではありません。嫌いな人の悪いところを紹介して回りますが、別の視点で見れば、悪いところではなく良いところの場合もあるのです。他人に紹介することは、大きなお節介なのです。

結局のところ、客観的視点を失っている状態では、正しい判断もできなくなります。そもそも「正しいこと」なんて、ないのかもしれません。

そこに無理矢理、善悪や優劣をつけること自体が、ストレスになる場合もあるのです。これは、認知の歪みの「全か無か思考」につながります。

自分の価値観や常識の物差しだけで、物事や他人、場合によっては自分まで批評してしまうと、自分が劣っていた場合に、ストレスになります。そうすると、他人に対する妬みや嫉みが発生し、イライラしたり、落ち込んだり（不安や心配）することを招きます。イライラも、不安や心配も、体を緊張させ交感神経を高めます。

インターネットが普及し、誰もが他人に物申すことができる世の中になってきました。

自分が気に入らなかったものは、徹底的に叩き落とそうとする、その心は怒りに満ちあふれていませんか？　嫉妬してはいませんか？　他人を蹴落とすことでストレスを発散してはいませんか？　「ストレスを発散させましょう」とよく耳にしますが、残念ながら、私たちが自分で発散できるようなストレスなど微々たるものでしかありません。それよりもストレスを溜めないことのほうが大事なのです。

何かを批評してストレス発散するよりも、批評をしないことでストレスを溜めないという発想を持つことも大事ではないでしょうか？

批評している暇があるなら、自分を輝かせることに時間を使い、努力をしたほうが有意義だと思いませんか？

評論や批評を「引き算」し、自分を輝かせるよう努力することで、自分に自信を持つことができるようになり、他人と比較したり、嫉妬したりすることがない人生を歩みましょう。

考え方の引き算 no.6

インターネットでの批評を引き算する

インターネットが普及し、誰もが評論家になれる時代になりました。掲示板やニュースのコメント欄などを見ると、たくさんの方が意見を主張しています。いろいろな商品やサービスについても、これは良い、これは悪い、これは美味しい、これは不味いなど、たくさんの批評を目にします。

このようなシステムそのものが悪いとは言いませんが、商品を買ったり、お店を選んだりする際に、私たちはそうした批評に左右されすぎてはいないでしょうか？

感想や印象は、人それぞれ違います。同じ商品やサービスでも、良いと思う人もいれば、悪いと思う人もいるのです。自分で確かめることが一番大事なことではないでしょうか？　嫌なら使わなければ良いし、行かなければ良いだけのことです。

他人に対しても一緒です。芸能人など、会ったこともないし話したこともない人への批判もインターネットでよく目にします。人前に出る商売なので、仕方がない部分もあるのかもしれませんが、嫌いな人を徹底的に叩くことで、自分のストレスをぶつけているように見えてしまいます。

たまにネットを開いてコメントを書く程度ならまだ良いかもしれませんが、いつも批評ばかりしているのでしたら、それはやめたほうが体に良いでしょう。

そもそも他人を批評できるほど、自分はできた人間なのでしょうか？　過ちも犯すし、失敗もするのが人間です。

あるいは、もし他人を批評するなら、匿名ではなく、自分の名前を公表してはどうでしょうか。そうすれば、ただの悪口ではなく、自分の名前で発表する意見や主義主張といえるかもしれません。

逆にもし他人から批評されてしまった場合には、どのように対処したら良いのでしょうか？

インターネットの世界では基本的に、良いことよりも悪いことを書かれるほうが多くなります。良いと思った人は気に入って満足しているので、他の人にあえて教えようという心理が働きません。また、気に入ったものは自分だけのものにしておきたい、多くの人には知られたくないと考える人も少なくありません。そのため、わざわざ手間をかけてインターネットに書き込むという行為自体をおこないません。書くことにより金額が安くなるとか、割引チケットがもらえるとか、何かメリットがないと、自発的に良い批評が書かれることは少ないのです。

そのため、自分について悪いことが書かれた場合でも、気にしなければ良いのです。良いと思ってくれる人のほうが多いことがわかれば、悪い批評を書き込む人は、ほんの一部に過ぎないと思えるのです。

どんな人気者でも、必ずアンチはいます。気にしていたらストレスになるので、インターネット上の匿名の環境でしか発言できない人だと思うようにしましょう。

インターネットでの「批評」を引き算して、悪いことを思い出しながら書き込むストレスを減らしましょう。

自己否定を引き算する

当院にお越しになられる方とお話ししていると、自分自身を否定している方が多いなと感じます。「そこまで卑下する必要はないのに」と思うことがたくさんあります。

自己肯定感が低く、「自分はダメだ」とか、「何をやってもうまくいかない」とか、「どうせ自分なんか」と考えてしまうのです。

自分自身を否定する考え方をしていると、何をやってもストレスに感じるようになります。うまくできていることも、うまくできていないとすり替えてしまったり、成功したことも、どうせ偶然だと考えてしまったりするクセがついてしまうのです。その結果、いつも自分はダメだと考えることが当たり前になってしまいます。

そうなると、他人からも、ダメな人間だと思われていると感じてしまい、必要以上に他人の顔色をうかがうようになったり、悪く思われないように振る舞ったりするクセがついていきます。

このような考え方をする方は、子どもの頃から親に否定されて生きてきた人に多い傾向があります。親や他人に認めてもらう機会が少なかった人は、注意が必要です。自分でも知らないうちに、自分を否定することが当たり前になってしまっています。

他人になんと思われても構わないというスタンスをつくることが必要です。本当に自分が悪いことをしてしまった場合などは、他人からの評価に耳を傾けて改善する必要があると思いますが、特別悪いことをしていないのであれば、他人の顔色などを気にせずにいてもいいのです。

社会人になって、自分の力で生活していれば、もう親の思い通りに生きる必要はありません。自分は自分、親は親です。親の所有物ではありませんから、親の希望通りに生きずに、自分の思い通りに生きていきましょう。


たとえ今現在、自分がダメであっても、努力をすれば良くなることもありますし、自分が貼ったダメというレッテル自体も間違っていることがあるのです。

もしダメでも失敗ばかりでも、一生懸命頑張って成功すれば、それは成功です。世の中で何かを成し遂げている人（成功者）は、成功するまでやり続けた人なのだと思います。途中であきらめたら失敗で終わってしまうことも、成功するまでやり続ければ、ただ成功という結果で終われるのです。

そう考えたら、自分を否定する必要などありません。小さな成功体験から始めて、段々と大きな成功を積み重ねていけば、自分に自信を持つことができると思います。それに、自信なんて根拠がなくても良いのではないでしょうか？　嘘でも良いから、「自分はできる、大丈夫だ」と思っていれば、うまくできるような気がしませんか？　私も今まで、なんの根拠もなく自信を持って、成功してきた人を見てきました。そのような人は、失敗しても気にせず、成功するまでやり続けた人です。

小さなことからでいいので、成功するまでやり続けて、自分に自信を持つようにしていきましょう。自己否定を「引き算」すれば、明るい未来が待っています。

考え方の引き算 no. 8

ピントを引き算する

他人と意見がぶつかって、どうしても受け入れられないことや、困ってしまうことはありませんか？　他人から言われたことを、真正面からまじめに受け取ってしまうことはありませんか？

まじめな人は、他人から何か言われたら、それを真正面から受け止めてしまい、ストレスを感じてしまうことがあります。そのようなときには、少し視野を広げてピントを引いて、ズームアウトした状態から見ると、とてもラクになるでしょう。

一生懸命やろうとしたり、聞こうとしたりするあまり、視野が狭くなり、視点がそのことだけに集中しやすくなっている状態なのです。

たとえば、上司と部下の関係で考えてみましょう。上司から自分とは違う意見を言われて、その内容が明らかに間違っているとします。まじめな人は、それに対して、「それは違うと思います」とまじめに返してしまいます。反論することにより、上司も引くに引けなくなって、より強く自分の意見を通そうとする状況を招きます。それに対して、また反論すれば、キリがないですよね。

このようなときには、ズームアウトして視野を広く持ち、上下左右の4つの視点を意識すると、ストレスを減らすことができるのです。

まずひとつ目の視点は、上から目線です。上司から間違っていることを言われたら、「間違っていることを言っているな。しょうがないな」とか「こんなことしか言えないのだな。バカだな」などと思えばラクになります。「バカ」とは悪い言葉ですが、本人に言わなければ、自分の頭のなかで思うのは自由です。

たとえば、街中で知らない3歳児が走り寄ってきて、自分の脚を叩いてきたら、「このやろう！」なんて言って叩き返したりしないですよね。優しく「ダメだよ～」と言いますよね？　それと同じように、「また間違ったことを言っているな。こんなことしか言えなくて、かわいそうな人だ」と上から目線で見れば、「しょうがないな」と思え、ぶつかることが避けられます。

2つ目は、下から目線です。「この上司の言うことは絶対だ。何を言われても『はい』と言おう」と思っていれば、どんなに間違ったことを言われても、「はい」と言うことができますから、ぶつからなくなります。

3つ目と4つ目は、左右の目線です。

何か物事が自分に向かってやってきたら、薄っぺらな紙がやってきたと思ってください。物事には必ず良い面と悪い面があります。悪い面ばかりを見てしまうと、悪いことに感じてしまいます。「なんでこんなに仕事のできない上司が、自分の上司なんだ。嫌な環境だ」と思えば、いつも嫌な環境に感じてしまいます。逆に「こんなに間違った指示をしてくる上司で良かった、このような状況でも仕事を上手に進めることができれば、スキルアップにつながるな」と思えば、成長するための良い環境として感じることができます。同じ物事でも、悪い面を見るのか、良い面を見るのかによっても、捉え方が変わってくるのです。同じ状況で、どちらを見るのも、自分の自由です。自分の選択次第となります。どうせ状況や物事が変わらないのなら、ストレスを感じることがない捉え方や考え方を選んだほうが良いと思いませんか？　ピントの「引き算」（ズームアウト）をおこなうことによって、ストレスを減らして、ラクに生きましょう。

情報を引き算する

自律神経が乱れて症状が出てきたときに、心配や不安を感じ、インターネットで情報収集される方もいらっしゃると思います。情報収集し始めると、情報があふれすぎていてどれか正しいのかわからなくなることや、やってみたら余計に症状が悪化したこともあるのではないでしょうか？

インターネットの普及により、情報が簡単に得られやすくなりましたが、反対に誰もが簡単に、ネット上に情報を提供することができるようになりました。その結果、情報があふれすぎて、正しい情報もあれば、間違っている情報もあり、自分にとって本当に必要な情報が何かわからなくなるという状況を招いています。

情報が氾濫している社会では、たくさんの情報のなかから正しい情報を選択しないと、迷走することになります。何が自分にとって合っている情報なのか、正しい情報なのかを見極める力を養っていかないと、本当に必要な情報を得ることができません。インターネットに書かれていることであれば、なんでも正しいと思ってしまいがちですが、鵜呑みにしてしまうと痛い目に遭うこともあります。「本当に正しい情報なのか？」と疑いの目を持つことも必要です。なんでも素直に受け取ることが、良いこととは限りません。

自律神経を整えるためには、情報を検索するときに、疑いながら試したり、少しずつ慎重に試したりすることが重要です。試すときにも、自分の体の状態にアンテナを張り、変化を感じとりながら試していくのが良いでしょう。

当院にお越しいただいている方のなかにも、「テレビでやっていたから、信用してやってみました」と体操などをおこなって、体調を崩すという方も、今までたくさんいらっしゃいました。確かにテレビは、いろいろな情報を取りあげていて、信用できることもたくさんあります。しかしなかには、視聴率を獲得するために、今までになかった新しい情報を紹介していて、それが本当に正しい情報なのか、検証が足りていないのでは？　と疑問に思う情報もあります。

信用できる正しい情報だと思っても、自分の体で試すときには、慎重におこなうことが重要だと、覚えておいてください。

他の人が良いと思っても、自分には合わないことがたくさんあります。他人の言動に左右されず、自分に合うかどうかの観点でものを見ないと、簡単に騙されてしまったり、良くない状況を招いてしまったりします。

自律神経失調の症状は、病院では検査をおこない、数値やデータとして出なければ、原因がわからないとか、異常がないと言われてしまうことが多いです。まずは、病院で検査を受けることは必要です。それでも、どうしていいのかわからない場合があると思います。すべての整体がそうだとは思いませんが、私は整体の施術を通して、実際に体に触れているので、原因がわかることが多いです。もしお困りならば、今までと違った方法を選択するのもひとつの手段ではないかと思います。どのような情報を収集するかも、各々の自由だと思いますし、どの治し方を選ぶかも自由だと思います。

自分自身でしっかりと、情報の取捨選択をおこない、必要のない情報を「引き算」することも、自律神経を整えるためには必要なスキルなのです。

欲望を引き算する

ストレスにより自律神経を乱している方のなかには、「私は不幸なのです」「私の人生には、幸せなことがないのです」などとおっしゃる方がいらっしゃいます。考え方を変えるために、楽しいこと、好きなこと、リラックスできることを思い浮かべるときにも、「楽しいことがない」と言います。

本当にそうでしょうか？　今まで生きてきた人生で一度も楽しいことがない、なんてことはありえませんよね？　この平和な日本という国に生まれて、本当に「幸せではない」のでしょうか？

日本人は少々平和ボケしているように思えてなりません。

世界に目を向けると、内戦が起きている国などで、両親が亡くなってしまった小さな子どもたちが、毎日ゴミの山から鉄くずを拾って、お金やパンに換えたりしながら、なんとか生き延びているという現実もあるのです。貧しい大人に混ざって、ゴミの山のなかから、大人よりも早く鉄くずを見つけなければならない、生きるか死ぬかの過酷な状況で生きている子どもたちもいるのです。

それに比べて日本は、セーフティーネットがあり、本当に困ったときには生活保護という制度もあります。毎日「食べる」ということに困らない日本に生まれて生活できることは、それだけでも幸せとはいえないでしょうか？

うつ病などの気分障害は、経済的な先進国のほうが人数が多いという傾向があります。貧しい環境で生活している子どもたちは、毎日お腹が満たせるかどうかしか考えていません。飢え死にという現実と闘うことで必死で、他のことを考える余裕などありません。

それに比べて裕福な環境で暮らしている人は、良い仕事に就けない、人間関係に恵まれていない、良い家に住めない、良い車に乗れない、楽しめる趣味がないなど、今自分が幸せであるにもかかわらず「ないものねだり」をして、余計なことばかりを考えています。贅沢病ではないでしょうか。

毎日食べ物に困ることもなく、いろいろな美味しいものが食べられて、それでも本当に不幸なのでしょうか？　生きるか死ぬかの瀬戸際でもないのに不幸なのでしょうか？　毎日お腹を空かせている子どもたちに向かって、「私のほうが不幸です」と言えますか？

会社が嫌だ、家庭が嫌だというなら、そのコミュニティから出ていけばいい。不満があるなら所属する必要はありませんし、新しい場所で、新しい何かを始めることも自由です。何もしないのに、不満だけ溜めてストレスを抱えることは、ただの甘えです。会社に不満があるなら、転職してもいいし、起業する道だってあります。いろいろな言い訳をして、そうはしないのは、自分ですよね？
転職したり起業したりしないのなら、今いる会社などの環境を受け入れることも、「自分は幸せだ」と思えるひとつの方法です。働く場所があるだけ、ラッキーではないでしょうか？

あるいは、こうも言えるでしょう。お金持ちでありながら、「自分はお金持ちではない」と考え始めたらキリがありません。立派な家に住んで高級車に乗っているのに、「プライベートジェットを持っていないから、さらにお金持ちにならなければ」と考えているとしたらどうでしょう。そこで生まれてくるのは、ないものねだりのストレスです。

不幸だと思うのも、幸せだと思うのも、自分の考え方次第で、自分が決めるものです。すべては自分なのです。

「足るを知る」という言葉があります。今いる環境も悪くない、幸せだと考え、欲望の「引き算」ができれば、自分は不幸だと感じるような、ある意味幻想ともいえるストレスを減らすことやなくすことができるのです。

漠然とした未来に対する不安を引き算する

人は誰しも、未来に対する不安を持っています。どうなるかわからないから不安なのです。自分の未来が悪い方向に進んでしまうことに恐怖感を持っています。未来に対する不安がなかったら、なんの恐怖心も持たない状態になるため、慎重さのかけらもなく、大胆なことをしてしまう危険性もあります。そのリスク回避のために、未来に対する予防線を張る。それが未来に対する不安なのです。

しかし、リスク回避のためだとしても、未来に対する不安は少しだけで十分なのです。なぜならば、必ずしも悪いことが起きるわけではないからです。もしかしたら、良いことが起きるかもしれません。

どうなるかわからないことに対して大きな不安を持っていたら、恐怖感という緊張から、ただのストレスでしかありません。自律神経を整えるためには、緊張して交感神経の働きを高めるのは良いことではありません。

重要なのは、恐怖心による未来の不安を取り除いて、安心することです。安心という状態は、リラックスにつながるので、副交感神経が働き、自律神経を整えることができます。

では、未来に対する不安の具体的な例とはなんでしょうか？　当院にお越しになられている方のなかで、よくある例をご紹介いたします。

まずひとつ目は、結婚に対する不安です。結婚したいと思っているのに、この先ずっと結婚できないのではないか？　一人でいることになってしまうのではないか？　子どもを出産できなくなってしまうのではないか？　などの不安があります。

ただ不安になってストレスを抱えるよりも、行動してしまえばいいのです。結婚相談所に登録する、婚活パーティに参加する、友達に紹介してもらうなど、方法はたくさんあります。実際、一生懸命行動して結婚する方もたくさんいらっしゃるでしょう。

もしそれでも難しければ、考え方を変えましょう。「結婚できない＝孤独という不幸せ」から、「結婚できない＝自由という幸せ」と考え方を変えることも必要です。結婚したからといって幸せになれるとは限りません。反対に結婚しないからといって不幸せでもありません。同じ状況でも、自分の考え方次第で幸せだと思うこともできるのです。

また、いくら行動したからといって結婚できるとも限りません。理想が高過ぎてしまったら、結婚からは遠のきます。そもそも理想の人などいるのでしょうか？　人には、どこか欠点があります。欠点である悪いところばかりに目を向けず、良いところに目を向ければ、悪いところは気にならず、理想に近づくのではないでしょうか？　ここだけはどうしても妥協できないというところ以外は、目をつぶるということも大切ではないでしょうか？

結局は、捉え方や考え方次第なのです。良い面だけ見ていれば、不安はなくなります。

2つ目は、老後に対する不安です。いつまで生きられるのか、早く死んでしまうのではないか、年金で生活が賄えるのかといった不安があります。

そんなことを考えてどうなるのでしょう。無駄ではありませんか？

いつ死ぬかなんてわかりません。早かれ遅かれ生きている以上、皆死んでしまうのです。

たとえ長生きをしたとしても、体の自由が利かない状態が長く続いたら、大変だと思いませんか？　やりたいことや好きなこともできないかもしれません。長く生きたからといって、必ずしも幸せになれるとは限りません。早く死んだとしても、自分のやりたいことや好きなことをできるだけやって、もう満足ですという人のほうが幸せかもしれません。

年金生活が不安という方も、お金が足りなくなるかどうかもわからないのにやみくもに不安になっていたら、お金を節約することしか考えられなくなり、やりたいこともやらない、好きなものも買わないという、過剰な倹約生活に陥ってしまうかもしれません。そんな生活が、本当に幸せですか？

贅沢するわけでもなく普通に生活していて、本当にお金が尽きてしまったら、生活保護というセーフティネットも存在します。そのような制度に頼ることができる、非常に幸せな国とも言えませんか？

どうなるかわからない未来に対する漠然とした不安を抱えていたら、ストレスでしかありません。どうなるかわからない未来なら、きっと未来は良くなる、きっと大丈夫というふうに考えることが大切です。自分にとっての楽しい未来や良い未来は、自分が良くなると信じることで、引き寄せることができるのではないでしょうか？　漠然とした未来に対する不安を「引き算」することで、生きている今を楽しみ、幸せを感じましょう。

考え方の引き算 no.12

過度な期待を引き算する

他人に対して、こうしてほしい、ああしてほしい、こうすべき、ああすべきなど、期待をしすぎていませんか？　もし、あなたが期待をしていた人が、期待を裏切ってしまったら、どのように感じますか？　なんでこうしてくれないのかとか、なんでこんなふうになるのだとか、ストレスを感じることになってしまいませんか？　他人に期待をしすぎてしまうと、期待した通りに物事が運ばなければ、ストレスになってしまうのです。

たとえば、妻が夫にいくら注意をしても、洗濯物を脱ぎ散らかすということがあるとします。これは、「洗濯物をかごに入れてもらいたい」と期待しているにもかかわらず、期待を裏切られている行為です。毎日同じことをされていると、手間が増え、大変なストレスを感じることになります。

では、このようなときには、どのような考え方をすればよいのでしょうか？
「洗濯物はかごに入れてほしい」と期待しすぎて起きる事柄ですから、そもそも洗濯かごに洗濯物を入れてほしいという期待をしなければいいのです。「どうせ洗濯かごに入れられない人なんだから、注意しても仕方がない」とか「言っても無駄だから、言わずに私がやろう」と思うと、少しはストレスを減らせませんか？

仕事でも、同じことがいえます。部下が全然言うことを聞かない、上司が全然責任を取ってくれないなどの不満が溜まることがあると思います。これも、期待をしすぎているからストレスになるのです。
「この部下は全然言うことを聞かないのだから、失敗したら自分で責任を取らせよう」とか「何も言わずに悪い評価をつけよう」と考えるだけでも、不満を抱えずに済みます。「この上司は責任を取らない人だから、自分で責任を持ち、しっかりした仕事をするチャンスだ」とか「そもそも言うことを聞く必要はない」と考えるだけでも、期待しすぎなくて済みます。「いつかこの上司よりも出世しよう」と思えれば、自分のためにもなります。

子どもに対する期待もそうです。子どもは、自分の思い通りには育ちません。勉強のできる子になってほしいと思っても、スポーツのできる子になるかもしれません。それぞれ得意不得意があるので、無理矢理習い事などを押しつけても、できるようになるとは限りません。それよりも、やりたいことをやらせてあげるというスタンスで見守ってあげるほうが、良い影響が大きいです。

子どもに期待をしすぎて苦しめていたら、子どもがかわいそうです。期待通りに育たなければ親もストレスです。子どもは親とは別人格であり、親の所有物ではありません。期待しすぎず、子どもを尊重してあげましょう。

いずれのパターンも過度な期待をすることによるストレスのため、他人への期待を「引き算」することで、ストレスを減らすことができるのです。

おわりに

自律神経を整えるためには、最終的には自分の生活習慣を変える努力が必要となります。いくら知識として知っていても、実行できていなければ意味がありません。

この仕事をしているとよく、「そんなことは知っています」と言われます。そんなとき私はこう話します。「なぜ知っているのにやらないのですか？　体調が良くならなくて当然ですよね？」

あるいは、こうおっしゃる方もいます。「私は本当に良くなるのでしょうか？」。そんな人には、こう答えます。「あなたが努力をすれば良くなります」

結局のところ、私はサポート役でしかありません。体の状態をリセットすることや、生活習慣を変えるための方法をお伝えすることしかできないのです。

体の良い状態を維持することも、生活習慣を変えることも、本人にしかできません。結局のところ、自分の体調を良くするために、「どれだけ言い訳せずに努力をすることができるか」という問題なのです。

本書でお伝えさせていただいたことは、自律神経を整えるためには「生活に何かを足し算して余計なことを増やす」よりも、「引き算をおこない、生活をシンプルにすること」が、大変重要であるということです。

シンプルに考え、シンプルに行動することが、実は自律神経を整える近道であるということをたくさんの方に知っていただきたいと思い、執筆させていただきました。

いろいろなところで、自律神経について目にすることも増えてきました。情報過多になってしまい、何が良くて何が悪いのか、判別しづらくなってきています。そのなかで、私自身のうつ病克服経験や、当院にお越しいただいて克服したケース、またその施術経験などから、実際に効果のある方法をピックアップしています。

克服できる人とできない人のパターンは明確です。克服できる人は、考え方も生活習慣も変えることができるため、結果的に言動や行動が同じになります。克服できない人は、考え方も生活習慣も変えることができないため、いつまでも克服できない人特有の言動や行動をし続けます。

ぜひ克服できる人のパターンを掴んでいただきたいと思っています。

また、当院にお越しいただいている皆様の例も取り上げさせていただきました。皆様あっての私です。日々いろいろなことに気づかされる経験により、本書の執筆もできているため、大変感謝しています。

整体院も本書も、家族や友人、ご担当者様など、いろいろな方にご協力いただき、つくりあげることができました。この場を借りて感謝を申し上げます。

これからも私自身の更なる向上を目指して、日々邁進してまいります。

最後に、本書を手に取り、お買い上げいただきまして、誠にありがとうございます。私が直接触れて施術ができない方のために、本書が少しでも症状改善の役に立つことができれば幸いです。皆様が「元気になる」ことを、私も本気で願っています。

自律神経は引き算で整える

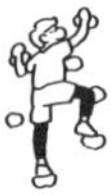

発行日　2019年　10月15日　第1刷

Author　原田賢

Book Designer　新井大輔　中島里夏（装幀新井）

Publication　株式会社ディスカヴァー・トゥエンティワン
〒102-0093　東京都千代田区平河町2-16-1
平河町森タワー11F
TEL　03-3237-8321（代表）
FAX　03-3237-8323
http://www.d21.co.jp

Publisher　干場弓子

Editor　千葉正幸　安永姫菜

Editorial Group
藤田浩芳　岩﨑麻衣　大竹朝子　大山聡子
木下智尋　谷中卓　林拓馬　堀部直人
松石悠　三谷祐一　渡辺基志　連苑如

Marketing Group
清水達也　佐藤昌幸　谷口奈緒美
蛯原昇　青木翔平　伊東佑真
井上竜之介　梅本翔太　小木曽礼丈
小田孝文　小山怜那　川島理
倉田華　越野志絵良　斎藤悠人
榊原僚　佐々木玲奈　佐竹祐哉
佐藤淳基　庄司知世　高橋雛乃
直林実咲　鍋田匠伴　西川なつか
橋本莉奈　廣内悠理　古矢薫
三角真穂　宮田有利子　三輪真也
安永智洋　中澤泰宏

Business Development Group
飯田智樹　伊藤光太郎　志摩晃司
瀧俊樹　林秀樹　早水真吾
原典宏　牧野類

IT & Logistic Group
小関勝則　大星多聞　岡本典子　小田木もも
高良彰子　中島俊平　山中麻吏　福田章平

Management Group
田中亜紀　松原史与志　岡村浩明　井筒浩
奥田千晶　杉田彰子　福永友紀　池田望
石光まゆ子　佐藤サラ圭

Assistant Staff
俵敬子　町田加奈子　丸山香織
井澤徳子　藤井多穂子　藤井かおり
葛目美枝子　伊藤香　鈴木洋子
石橋佐知子　伊藤由美　畑野衣見
宮崎陽子　倉次みのり　川本寛子　王廳

Proofreader　文字工房燦光
DTP　株式会社RUHIA
Printing　大日本印刷株式会社

ISBN 978-4-7993-2556-8